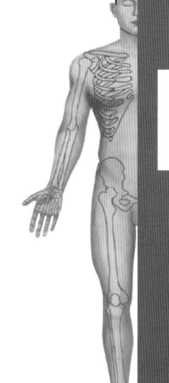

艾灸穴位疗法图解丛书

艾灸穴位疗法

应用概论

戴力鹏 编著

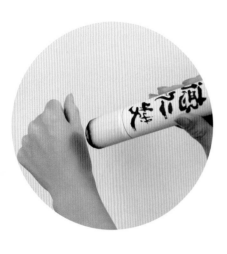

 郑州大学出版社

图书在版编目（CIP）数据

艾灸穴位疗法：应用概论／戴力鹏编著. -- 郑州：
郑州大学出版社，2024. 12. --（艾灸穴位疗法图解丛书
）. -- ISBN 978-7-5773-0708-4

Ⅰ. R245.81

中国国家版本馆 CIP 数据核字第 2024ML7115 号

艾灸穴位疗法：应用概论

AIJIU XUEWEI LIAOFA：YINGYONG GAILUN

策划编辑	陈文静	封面设计	苏永生
责任编辑	陈文静	版式设计	苏永生
责任校对	赵佳雪　丁晓雯	责任监制	朱亚君

出版发行	郑州大学出版社	地　　址	郑州市大学路 40 号（450052）
出 版 人	卢纪富	网　　址	http://www.zzup.cn
经　　销	全国新华书店	发行电话	0371-66966070
印　　刷	河南文华印务有限公司		
开　　本	710 mm×1 010 mm　1 / 16		
印　　张	11	字　　数	193 千字
版　　次	2024 年 12 月第 1 版	印　　次	2024 年 12 月第 1 次印刷

书　　号	ISBN 978-7-5773-0708-4	定　　价	168.00 元

·作者简介·

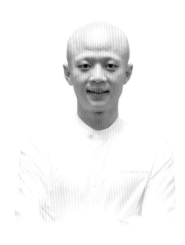

戴力鹏，又名戴宇瓏。执业医师，毕业于浙江中医药大学。在中医领域，他对经络腧穴的针灸与艾灸疗法尤为精通；深谙经络与腧穴奥秘，精准运用针灸与艾灸为众多患者调理身体、治疗疾病。

临床实践之余，宇瓏医师具备前瞻性科研思维，创立艾仁德研发中心，专注于艾叶与艾灸设备、中药美容及中医食疗研发；深入研究艾叶、探寻优质艾灸设备，为传统艾灸提供工具；将中药融入美容，打造天然高效美容产品；将中医理念融入日常饮食，提供饮食调理新途径，展现中医在生活中的广泛应用。

他还认识到疾病与情绪紧密联系，重视"心法"理念。宇瓏医师旨在传授中医心法，让人们理解疾病与情绪的内在联系，学会调节情绪，达到心身和谐。他深信，唯有内在圆满、心灵宁静、心身合一，方能真正抵御疾病，享受健康生活。

艾灸是中医针灸疗法中的灸法,是以艾绒制成的各种灸材为治疗工具,通过点燃后的热量,靠近或接触病变部位或穴位,刺激局部以达到一定的治疗目的的特殊中医外治方法。

艾灸疗法承载着中国古代人民同疾病做斗争的经验和理论知识。在中医理论中,艾灸主要有七种作用,分别为疏风解表,温散寒邪;温通经络,活血逐痹;温中散寒,升阳举陷;温阳补虚,回阳固脱;行气活血,消瘀散结;通经活络,拔毒泄热;防病保健,益寿延年。艾灸的适应证十分广泛,尤其适用于受寒、虚脱等情况。

在我国古代文献中,艾灸治疗疾病和养生保健的作用多次被提及,如《医学入门》中讲到"药之不及,针之不到,必须灸之",强调了艾灸的重要作用。《黄帝内经·灵枢》中也明确记载了灸法的治疗范围和原则,指出灸疗适用于针灸无法达到的治疗效果,如"阴阳皆虚,火自当之;经陷下者,火则当之"。

另外,药王孙思邈也在其著作《千金方》《千金翼方》中详细记载了艾灸的方法和应用。《扁鹊心书》中也提到,人在无病时常灸关元、气海等穴位,可以保持健康长寿。

随着现代科学技术的进步,艾灸的研究也在不断深入。许多科研机构和医学专家通过临床实践和实验研究,探讨艾灸的作用机制和疗效。这些研究为艾灸的现代化发展提供了有力的支持,使艾灸在保持传统特色的同时,更加符合现代医学的要求。如艾灸治疗仪,就是传统艾灸材料与光电仪器的结合。

本书为灸疗学习的基础,共分两章:第一章讲述了艾灸的起源历史,艾灸的作用、适应证和禁忌证以及艾灸的注意事项,艾灸的灸后反应等内容;第二章的主要内容是经络和穴位,包括十四条经络及其经络上的常用穴位和经外常用穴位,图文并茂,穴位位置简单明了、易定位。

本书可供医务工作者、养生从业者以及灸疗爱好者学习与参考。宇珑秉持继往圣绝学之初心,守正道、试创新,竭力前行。传统医学博大精深,诚惶恐有无心误导之处,敬请同道专家学者给予斧正。

戴宇珑

2024 年 7 月

目 录

第一章
艾灸的历史及应用

第一节　艾灸的起源与传播

一、艾灸的起源与发展

艾灸施于穴位,通过热和能量输入,引起人体"应激反应",使经脉更好地发挥行气血和阴阳的整体作用,从而达到疏通脏腑、加速皮肤血液循环、提高人体免疫力、防治疾病的作用。艾灸能健身、防病、治病,在我国已有数千年历史。

《医学入门》中写道:"药之不及,针之不到,必须灸之。"

艾灸起源于我国原始社会,是人类掌握和利用火以后的产物。远古先民风餐露宿缺乏治疗手段,遇有病痛人们只是用手指掐按、石头敲击痛处,有时亦会用火烤。久而久之,便积累了一系列治病方法,灸疗的雏形也在此时产生(图1-1-1)。

两千多年前,我国的古人就已经广泛知晓并采用艾绒作为灸疗的燃

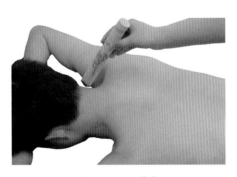

图1-1-1　艾灸

料。艾草在我国广为生长,古人大概先发现艾是引火、避蚊虫的理想材料,继而在用艾引火的过程中发明了艾灸,下面是不同朝代灸疗的发展。

1.商周　关于灸疗,考古学者在甲骨文中发现了商周时应用灸法治病的记载,如《殷墟文字乙编》632片卜辞中有一个"脉"字,这个字像一人卧病在床上,以木火灸病之形,现存最早的文献记载见于《左传》,它详细记载了公元前518年医缓给晋景公诊病时的一段话,医缓说:"疾不可为也,病在肓

之上，膏之下，攻之不可，达之不及，药不治焉。"这里所讲的"攻"，即指灸法，"达"即指针砭。"灸"字，在现存文献中最早提及的是《庄子·盗跖篇》："丘所谓无病而自灸也。"从中可以看出，早在春秋战国时期，灸疗就已经盛行。

1973年底，在长沙马王堆三号汉墓（墓葬于公元前168年）出土的帛书中，有两种传本的古代经脉著作，一种是《足臂十一脉灸经》，另一种是《阴阳十一脉灸经》（马王堆汉墓帛书整理小组对这些帛书进行了注释，并根据各书内容，分别予以定名），这两种帛书，是目前记述灸法最早的医学文献，其中《足臂十一脉灸经》较《阴阳十一脉灸经》关于灸疗的论述多而详，该书治疗特点专用灸法，不用药物和针刺，当某一脉出现病候时，就在该脉上施灸，当时尚未涉及具体腧穴，也没有体现辨证施治的思想。据推测，其成书年代要早于《内经》，是现存医籍中最早的灸疗专著，对于研究我国古代灸疗，是极其宝贵的文献资料。

2. 战国至秦汉　《黄帝内经》，是我国现存最早的一部医学理论著作，该书对灸疗的起源、适应证、处方及禁忌证记载颇多，为灸疗学的发展奠定了理论基础。

3. 汉代　《伤寒论》《金匮要略》二书，不仅被后人推崇为经方的鼻祖，而且也是关于灸疗的宝贵文献。书中论火灸者27条，这些记载在很大程度上对于指导后世的灸疗临床有重要的意义。随着灸疗学的发展，出现了很多灸疗专著，其中三国曹操之子魏东平王曹翕撰集的《曹氏灸方》七卷，为较早的灸疗专著，惜已失佚。

4. 魏晋　《素问》《针经》《明堂孔穴针灸治要》三部书的内容，经系统整理后，编著成《针灸甲乙经》。书中论述脏腑、经络，详载全身349个经穴的部位、主治、艾灸壮数，并介绍了晋以前针灸治疗各科疾病的800多条丰富经验。书中关于针刺与灸疗的内容多相提并论，很少单独论述，处方亦仅列取穴，很少注明用针、用灸，对灸疗的禁忌证论述较详，并明确提出28个禁灸腧穴。该书对后世颇有影响，并先后传入日本、朝鲜等国，对灸疗学的发展起到了重要的推动作用。

5. 东晋　葛洪撰《金匮药方》百卷，简约为三卷，称《肘后卒救方》，书中收录了多种灸疗方法，对重危病症施灸方法记载较详，首创了隔物灸。葛洪是倡导灸疗的先驱，引起了人们对灸疗治急症的重视。葛洪的妻子鲍姑，擅长灸法，尤以治疗赘瘤与赘疣而闻名，她是我国古代唯一的著名女灸师。她的足迹所到之处,至今皆有县志、府志及通志的记载,称她为"鲍仙姑"。

6.晋隋　医家陈延之是继葛洪之后又一位倡导灸疗的先驱者,且发展了葛洪的灸疗学说。陈氏所著《小品方》是我国古代一部重要方书,由于该书久已亡佚,故很少有人注意,而使他默默无闻。陈氏灸方的特点是取穴甚少,而灸壮甚多。

7.唐代　唐代撰集的《备急千金要方》《千金翼方》,提倡艾灸与药物结合运用,灸与针并用,注重灸量,施灸壮数多至几百壮,书中收载了多种隔物灸法,如隔蒜灸、豆豉灸、黄蜡灸、隔盐灸、黄土灸等。还有用价筒(箭签)及苇筒塞入耳中,在筒口施灸以治耳病的"筒灸"。唐代王焘倍加注重灸疗的应用,指出:"是以御风邪以汤药、针灸、蒸熨,随用一法皆能愈疾,至于火艾,特有奇能。""医之大术,宜深体之,要中之要,无过此术。"故书中"不录针经,唯取灸法"。唐代已有了"灸师"这一专业职称,说明此时我国灸疗学已发展成为一门独立的学科。

8.宋代　颇为重视灸疗,这一时期有关灸疗的论著亦较多,丰富了灸疗学的内容,使灸疗学有了进一步发展。《太平圣惠方》《普济本事方》《圣济总录》等方书收集了大量灸疗处方,其中以《圣济总录》内容最广,该书第191~194卷为针灸部分,用灸法治疗的病症有50多类。窦材撰《扁鹊心书》三卷,书中分述"黄帝灸法""扁鹊灸法"及"窦材灸法",附治验案例40余个,内容简明扼要,所论颇具特色。为了防止和减少烧灼痛,书中还载有"睡圣散",使患者在昏睡中施灸,这是将麻醉方法应用于灸疗的最早记载。《针灸资生经》是王执中编撰的一部针灸名著,书中对于艾灸疗法论述甚详,辑录了许多前人经验及自己的体会,所列病症中有140余种施用灸法,可以说是集宋以前艾灸治法之大成,其资料一直为后世针灸医籍所引用。闻人耆年为南宋针灸家,今浙江嘉兴人,其著作《备急灸法》一书,虽篇幅不大,但内容翔实,所用处方多为作者亲自应用有效的灸治急病验方,体现了闻人氏急症用灸的学术思想。庄绰的《灸膏肓俞穴法》是一部著名的灸疗专著,对后世颇有影响。

9.元代　《卫生宝鉴》一书,其特点是以《内经》及东垣学说为指导,主张针灸与药物并重,强调温补脾胃用灸、防治中风用灸。危亦林撰《世医得效方》19卷,载录大量灸疗处方,共59种,较为实用。

10.明代　明代是我国针灸的全盛时期,出现了"桑枝灸""神针火灸",这类灸法以后又发展为"雷火针灸"。艾卷灸法最早见于明初的《寿域神方》。这个时期又出现了灯火灸、阳燧灸等灸疗方法。明初陈会曾著《广爱书》十卷,未传于世,后由其徒刘瑾就其中一卷补辑而成《神应经》,书中关于针灸方面的论述对后世影响较大,先后被高武、杨继洲在其著作中转载。高武在《针灸聚英》中载录了多家灸法及本人的临床经验。杨继洲在家传《卫生针灸玄机秘要》一书基础上进行扩充,并由靳贤校补编成《针灸大成》,总结了明以前灸疗成就。张介宾的《类经图翼》,于第五卷"针灸诸则"中明确提出五条灸法的注意事项,并于十一卷"诸证灸法要穴"中介绍了各类病症的灸疗处方。李时珍的《本草纲目》、李梴的《医学入门》、汪机的《针灸问对》等书,均对灸疗学的发展做出了一定贡献。《普济方》是一部综合性医籍,其中专设针灸门,介绍了大量灸疗处方,为研究灸疗学提供了很多宝贵的资料。

11.清代 《医宗金鉴·刺灸心法要诀》用歌诀的形式阐明各种灸法的内容,便于初学和记诵,其中卷86介绍了19种病症的灸疗处方及操作方法。陈廷铨"集数家遗蕴,而合为一编",撰成《罗遗编》三卷。该书突出奇穴施灸,介绍了66个奇穴的定位、主治及施灸方法,还载录50多个病症的灸疗处方,不失为有价值的灸疗书籍。《采艾编翼》这一灸疗专著,全书共3卷,所录多为山野医生的临症经验,有浓厚的地方特点,并强调灸法与针刺、药物并用。吴亦鼎汇集历代各家灸法编著成《神灸经纶》一书,介绍灸法并重视候脉、辨证,为本书主要特点,该书对灸法有所发挥,并有独特风格,是历史上有较大影响的灸疗专著。清代末年,由于统治阶级拘于封建礼教,于1822年竟以"针刺火灸,究非奉君所宜"的荒谬理由,下令停止太医院使用针灸,废止针灸科,一般"儒医"也重汤药,轻针灸。鸦片战争失败以后,由于帝国主义入侵,排斥、攻击中医药学,使中医事业包括灸疗学更趋衰落,几乎一蹶不振。然而,由于灸疗经济有效,便于掌握,深受广大劳动人民的欢迎,因而灸疗方法仍在民间广为流传,各地有识之士,仍创办学社、学校,培养人才,为发扬灸疗学做出了贡献。

新中国成立以来,祖国医学获得了新生,使灸疗学得以复兴与繁荣,各地先后成立了中医学院、中医院,设置了针灸专业和专科,并建立了专门研究机构,使灸疗学在教学、医疗及科研等方面都获得了很大成就。通过多年的研究,在灸疗的机制,灸疗对人体生理、病理影响等方面都取得了很大进展,灸疗学的发展展现了美好的前景。

继承和发扬祖国医学遗产,使灸疗学的内容更加丰富与完善,无疑是有志于研究祖国医药学者的重要任务。只要肯于钻研,勇于实践,灸疗学必将焕发出更加绚丽夺目的光彩,为人类的卫生保健事业做出更大贡献(表1-1-1)。

表1-1-1 古籍中的艾灸记载

著作	朝代	有关艾灸的内容摘录
《黄帝内经》	战国	针所不为,灸之所宜
《孟子·离娄》	战国	七年之病,求三年之艾
《素问·异法方宜论》	战国	北方者,天地所闭藏之域也,其地高陵居,风寒冻冽,其民野处而乳食,脏寒生满病,其治宜灸焫,故灸焫者,亦从北方来
《小品方》	东晋	夫针须师乃行,其灸凡人便施
《伤寒杂病论》	东汉	少阴病,下利,脉微涩,呕而汗出,必数更衣,反少者,当温其上,灸之。伤寒脉促,手足厥逆,可灸之
《千金方》	唐代	非灸不精,灸足三里,称为"长寿穴"
《遣疟鬼》	唐代	灸师施艾炷,酷若猎火围
《针灸资生经》	南宋	若要安,丹田(关元)三里莫要干
《备急灸法》	南宋	凡仓卒救人者,惟灼艾为第一
《宋史·太祖本纪》	宋代	太宗病,帝往视之,亲为灼艾
《本草纲目》	明代	艾灸用之则透诸经,而治百种病邪,其沉疴之人为康泰,其功大矣
《医学入门》	明代	药之不及,针之不到,必须灸之
《神灸经纶》	清代	夫灸取于人,火性热而至速,体柔而刚用,能消荫翳,走而不守,善入脏腑,取艾之辛香做炷,能通十二经,走三阴,理气血,效如反掌

二、艾灸在世界的传播

1. 中国——朝鲜 公元5世纪我国的医学传入朝鲜。公元692年,古朝鲜医学教育以《针灸甲乙经》《针经》《明堂经》等教授学生。朝鲜把艾灸作为它们传统医学的重要部分保留至今。

2. 中国——日本 公元562年(陈文帝天嘉三年)秋八月(即农历八月),吴人知聪携《明堂图》等医书160卷越海东渡,将我国的艾灸疗法传入日本。之后,又经过多次交流,艾灸疗法在日本日渐盛行。

大约在明治四十五年,日本医家开始运用西方科学的方法对灸法进行研究,将实验动物学引入针灸学领域。

3.日本——欧洲　灸疗于17世纪中叶经由日本传入欧洲。灸法传至西方以后,开始并未引起人们广泛注意,使用艾灸者多是从亚洲返回欧洲的医师。拿破仑的军医拉兰在灸法的推广应用中起到重要作用,使得灸法在欧洲得到了较大程度的推广。18世纪以后得以风行,但从19世纪中叶起逐步衰退。

第二节　认识与选择艾草

一、认识艾草

艾灸主要的材料就是艾草。艾草,有"药草中的钻石"之称,为多年生草本植物,嫩叶可食,老叶制成绒,供针灸使用。

艾草,又称冰台、遏草、香艾、蕲艾、艾蒿、艾、灸草、医草、黄草等。多年生草本或略成半灌木状,植株有浓烈香气。茎单生或少数,褐色或灰黄褐色,基部稍木质化,上部草质,并有少数短的分枝。叶厚纸质,上面被灰白色短柔毛,基部通常无假托叶或具极小的假托叶,上部叶与苞片叶羽状半裂。头状花序椭圆形,花冠管状或高脚杯状,外面有腺点,花药狭线形,花柱与花冠近等长或略长于花冠。瘦果长卵形或长圆形。花果期为9~10月。全草入药,有温经、祛湿、散寒、止血、消炎平喘、止咳、安胎、抗过敏等作用(图1-2-1)。

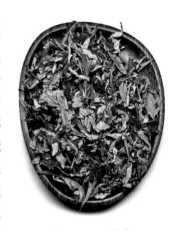

图1-2-1　艾草

二、选择艾草

选择好的艾草还要从它的原料艾绒和艾灸条选起,具体来说有以下方面。

1.艾绒的特点

(1)绒:选择的绒体以柔软细腻为好,如果里面有枝梗或其他杂质就不好。另外,可以从艾绒中取出一小撮,用拇指、示指和中指捏一捏,以能成形为好。

(2)色:指艾绒的色。艾绒最好选择土黄或金黄色的。

(3)味:好的艾绒气味芳香,不刺鼻,如果闻起来有青草味,那就是当年艾,当年艾效力没有陈艾好,毕竟自古就有"七年之病,求三年之艾"之说。

(4)烟:好的艾烟淡白、不浓烈,气味香,不刺鼻。将点燃的艾头朝下,烟雾往上缭绕。

(5)形:如果是艾条,那么,在选择的时候就应该注意其整体比较结实为好。如果艾条松软,可能是工艺不过关、艾叶质量不好(图1-2-2)。

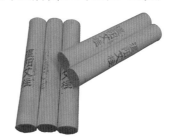

图1-2-2　艾条

(6)火:看火力是选艾条的又一关键点。好艾条火力柔和不刚烈,弹掉艾灰,看上去是红透的样子。用手掌离艾条2 cm左右试火力,应该感受到热气熏烤,而不是火苗烧灼的感觉。这样的艾条渗透力大、灸感强、疗效好。

2.艾绒的分类　艾绒又分为青艾绒、陈艾绒和金艾绒3种。一般来说,用青艾绒施灸,火烈且有灼痛感,而用陈艾绒施灸,灸火温和,灸感明显,效果好。《本草纲目》里说:"凡用艾叶,须用陈久者,治令细软,谓之熟艾;若生艾,灸火则易伤人肌脉。"所以,在选用艾绒时,应该用陈艾绒而不用青艾绒。中医医师会根据病因选用青艾绒或陈艾绒。金艾绒为艾绒中的极品,用途广泛,但价格贵。家庭使用艾绒时,最好选用陈艾绒,因为其艾火温和,不会造成灼伤(图1-2-3)。

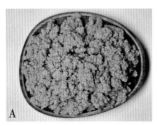 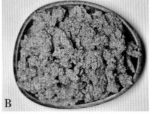

A.陈艾绒;B.青艾绒

图1-2-3　艾绒

第三节　艾灸的工具与方法

一、艾灸的工具

施灸工具即艾灸器,指盛放点燃的艾绒在穴位或特定部位上进行熨灸或熏灸的一种器具。用艾灸器施灸在我国有着悠久的历史,早在晋代葛洪的《肘后备急方》中就有记载,"取干艾叶一斛许,丸之,纳瓦甑下,塞余孔,唯留一目。以痛处着甑目下,烧艾以熏之,一时间愈矣。"至唐代则出现了以细竹管和苇管作为灸器的温管灸,或称筒灸。如《备急千金要方》记载有:"截箭竿二寸,内(纳)耳中,以面拥四畔,勿令泄气,灸筒上七壮。"当时,温管灸主要用于治疗口眼歪斜和耳病。明代龚信的《古今医鉴》中,提到以铜钱作为施灸工具。

到清代,出现了专用的施灸工具,诸如灸板、灸罩及灸盏等。灸板、灸罩均见于高文晋的《外科图说》,前者为穿有数孔的长板,上可置艾绒,用以施灸;后者为圆锥形罩子,上有一孔,罩于施灸的艾炷之上。灸盏记载于雷丰(字松存,号少逸)的《灸法秘传》:"四周银片稍厚,底宜薄,须空数孔,下用四足。将盏足钉有生姜片上,姜上亦穿数孔,与盏孔相当,俾药气可透入经络脏腑也。"除此之外,还出现核桃壳灸等。

到了现代,施灸工具取得前所未有的进展。目前,临床上常用的就有艾灸盒、艾灸罐、温架灸、温筒灸和温管灸等。值得一提的是,借助现代科学技术,人们还研制出各种不以艾火作为刺激源的非艾灸器。下面重点介绍人们日常最常用的艾灸盒和艾灸罐。

1.艾灸盒　艾灸盒又叫温灸盒(图1-3-1),是艾灸的首选器具。由于其体积小,操作简单方便,集养生防病、治病和美容养颜于一身,一直以来深受家庭养生者的青睐。艾灸盒是通过艾火的热力渗透肌肤,以温通经络,行气活血,祛湿逐寒,温经止痛,平衡阴阳,促进血液循环,调整脏腑功

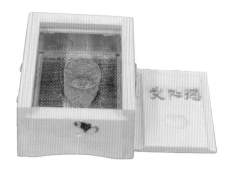

图1-3-1　艾灸盒

能,促进新陈代谢,增强抵抗力。近年来,随着科学技术的进步,艾灸盒也有了众多升级换代产品,新科技艾灸盒,无烟无痛,不怕灼伤人体,不怕污染环境,具有人体工学设计特性,佩戴便利,还能实现 1~8 h 任意时长的灸疗,受到新生代艾灸养生人士的喜爱。

2.艾灸罐 艾灸罐是艾灸所用的器具,是盛放艾绒、艾炷的载体。把点燃的艾绒、艾炷放在艾灸罐里,然后通过艾灸罐对人体施灸。因艾灸罐使用便捷,故它是人们在日常艾灸时的重要器具(图 1-3-2)。

因制作材料多样,故艾灸罐大致分为不锈钢制、铜制、木制等。艾灸罐为圆柱体,直径 7~9 cm,高 7~10 cm。

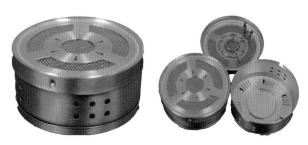

图 1-3-2 艾灸罐

二、艾灸的方法

艾灸法是将艾绒置于体表穴位或患处烧灼施灸的方法,是中医常用的一种治病方法。包括艾炷灸、艾条灸、艾饼灸、艾熏灸四类。

(一)艾炷灸

艾炷灸是将点燃的艾炷置于腧穴或病变部位上进行烧灼或温烤的一种艾灸方法(图 1-3-3)。

施灸时艾炷的大小、多少,应根据疾病性质、病情轻重、施灸部位和年龄大小综合考虑。如初病体质强壮,艾炷宜大,壮数宜多;久病体质虚弱,艾炷宜小,壮数宜少;头面、胸部不宜大炷多壮;腹部、腰背则艾炷宜大,壮数宜多;四肢末端皮薄骨多,不可多灸;肩

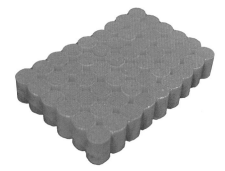

图 1-3-3 艾炷

背和四肢皮厚肉多之处,多灸无妨。妇宜少,壮男可多。

根据操作方法可分为直接灸与间接灸两类。

1.直接灸(化脓灸)　直接灸是把艾炷直接安放在皮肤上施灸的一种方法,直接灸又可分为瘢痕灸和无瘢痕灸两种。

(1)瘢痕灸:施灸时穴位上涂抹蒜汁粘牢艾炷,点燃艾炷施灸,待艾炷燃尽,除去艾灰,更换新炷再灸。当艾炷燃烧到皮肤,患者感到灼痛时,施灸者可用手轻轻拍打施灸部位,以减轻疼痛。这种灸法常用于治疗哮喘、慢性肠胃病、肺痨等疾病。

(2)无瘢痕灸(非化脓灸):施灸时,在选好的穴位上涂些凡士林黏附艾炷,从上端点燃。当艾炷燃烧至患者感到皮肤发烫时,即将艾炷压灭或用镊子取下,更换新炷再灸。常用于治疗哮喘、眩晕等。

2.间接灸　间接灸是在艾炷与皮肤之间隔垫某种物品而施灸的方法,又称隔物灸。常用的有隔姜灸、隔蒜灸、隔盐灸、隔葱灸等方法,下面介绍隔姜灸、隔蒜灸和隔盐灸。

(1)隔姜灸:是用姜片作隔垫物的一种施灸方法(图1-3-4)。施灸时,取鲜生姜切成0.2～0.3 cm的薄片,中间用针扎数孔,放在施灸穴位上,然后将艾炷置于姜片上点燃。施灸过程中患者感到灼烫时,可将姜片略微提起,待灼烫感消失后放下再灸。这种灸法可用于治疗腹痛、遗精、痛经、面瘫等。

(2)隔蒜灸:是用蒜片或蒜泥作隔垫物的一种施灸方法(图1-3-5)。取独头大蒜切成0.2～0.3 cm薄片或捣成蒜泥,制成蒜饼,中间用针扎数孔,放在施灸穴位上,上置艾炷点燃。为防止起疱,施灸过程中可将蒜片慢慢提起。可治疗肺结核、胃溃疡、皮肤红肿等。

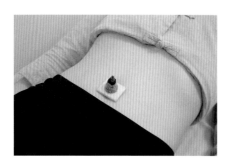

图1-3-4　隔姜灸

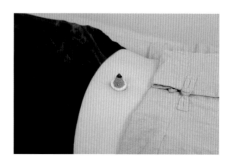

图1-3-5　隔蒜灸

（3）隔盐灸：用于神阙穴。用食盐填平脐孔，再放上姜片和艾炷施灸（图1-3-6）。若患者脐部凸起，可用水调面粉，搓成条状围在脐周，再将食盐放入面圈内隔姜施灸。可治疗急性腹痛吐泻、四肢厥冷和虚脱等症，具有回阳救逆之功。

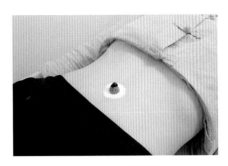

图1-3-6　隔盐灸

（二）艾条灸

艾条灸是用棉纸把艾绒包裹卷成圆筒形的艾卷，点燃一端，在穴位或患处进行熏灸的一种施灸方法。艾条灸包括悬起灸、实按灸、温针灸3种，其中最常用的是悬起灸和实按灸。悬起灸又有温和灸、回旋灸、雀啄灸3种方法。

1.悬起灸　悬起灸是艾条灸中常用的灸法。将艾条悬放在距离穴位一定高度上进行熏烤，而不使艾条点燃端直接接触皮肤。

（1）温和灸（图1-3-7）：将艾条一端点燃，对准施灸部位，距皮肤3～5 cm进行熏灸，每次10～15 min，施灸过程中患者局部有温热感但无灼痛感，灸至皮肤稍起红晕为止。多用于风寒湿痹及慢性病。

（2）回旋灸（图1-3-8）：将点燃的艾条悬于施灸部位距皮肤3～5 cm处，平行往复回旋施灸20～30 min，使皮肤有温热感。适用于面积较大的风温痹痛、软组织劳损及皮肤病等。

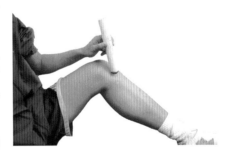

图1-3-7　温和灸

（3）雀啄灸（图1-3-9）：将点燃的艾条对准施灸部位，一上一下摆动，像麻雀啄食一样，忽近忽远地施灸5～20 min。施灸时应避免烫伤皮肤。多适用于治疗急性病、昏厥等疾病。

2.实按灸　将艾条（通常用药艾条）燃着端，隔布或棉纸数层，紧按在穴位上施灸，使热气透入皮肉，待火灭热减后，再重新点火按灸，每穴可按灸几次至几十次。常见的是太乙针灸和雷火灸。

（1）太乙针灸：多采取韩贻丰《太乙神针心法》制法。艾绒100 g，硫黄6 g，麝香、乳香、没药、松香、桂枝、杜仲、枳壳、皂角、细辛、川芎、独活、穿山甲、雄黄、白芷、全蝎各 3 g。除艾绒外,将上述其他药物研成细末,和匀。以桑皮纸一张,宽约 30 cm 见方,摊平。先取艾绒 24 g,均匀铺在纸上,次取药末 6 g,均匀掺在艾绒里,然持卷紧如爆竹状,外用鸡蛋清涂抹,再糊上桑皮纸 1 层,两头留空纸 3 cm 许,捻紧即成。每次应准备 2 支以上。

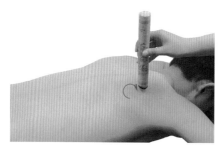

图 1-3-8　回旋灸

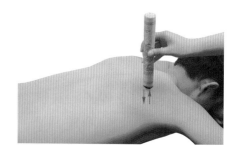

图 1-3-9　雀啄灸

具体操作:将 2 支太乙针同时点燃,一支备用,另一支用 10 层面纸包裹,紧按选定施灸穴位。如患者感觉太烫,可将艾条略提起,等热减再灸,如此反复施行。如火熄、冷却,可改用备用的药艾条同法施灸。另一支重新点燃灸之。如此反复施灸,每穴按灸 10 次左右。

现代有人用以下方法施灸。采用特制的黄铜或紫铜作为套筒,套筒长约 80 cm,内径 1.8 cm,套筒之上端,装以铜塞,用螺纹施紧固定,配合紧密。下端为开口套管,长约 6 cm,与套筒压紧配合,套管端面用棉布罩盖,外用绳子缚扎固定。使用时,将罩有棉布的套筒拔下,再将药艾条(太乙针)装入套筒内,然后点燃药艾条,装上开口套管,直接安放在选定的穴位上施灸。若患者觉烫,可采取轻提慢,或调节药艾条与棉布之间的距离,直至患者感到温暖舒适为止。每次施灸 20 ~ 30 min。

上述方法均每日或隔日 1 次,12 次为一疗程。

主治:感冒、咳嗽、头痛、风寒湿痹症、痿症、腹痛、腹泻、月经不调等症。

注意:①太乙针法是实按灸,要注意避免灼伤。对初学者更要引起重视。②太乙针法适应面较广,在配穴组方时,应强调辨证施治。③将太乙针点燃时,一定要燃透,否则,面纸或棉布一包,或一按压,容易熄灭。④施灸时将面纸或棉布捻紧,以免面纸或棉布烧破,损伤皮肤。⑤施灸时按在穴位上的力度、热度、时间长短以患者感觉最强为度。⑥每壮间隔时间不宜太长,一般不超过 3 min,两针交替使用更佳。

（2）雷火灸：雷火灸使用的是雷火神针。它适用于风寒湿痹等病证。为了正确进行雷火灸，具体使用方法如下。

1）按压穴位：将艾条隔着棉纸和布按在要治疗的穴位上，用适度的力气使其贴紧皮肤。

2）准备艾条和棉纸布：选择适量的艾条，点燃后放在穴位上，用几层棉纸和布隔开艾条与皮肤之间，以免直接接触皮肤引起灼伤。

3）等待火势熄灭：待火势熄灭后，再次点燃艾条，继续进行灸疗。在此过程中，如果感到灸痛不适，可以移开艾条并增加隔层，以减轻热力的刺激。

注意：雷火灸的操作、药物配方及制作使用都应由专业医生进行。自行操作和用药可能会导致不良反应，因此不建议非专业人士尝试。在进行雷火灸之前，最好咨询专业医生的建议，以确保安全和有效的治疗。

3. 温针灸　温针灸是针刺与艾灸相结合的一种疗法。在针刺得气后，将艾绒搓团捻裹于针柄上点燃，或在针柄上套置一段艾条点燃施灸，使温热通过针体传入穴位内，从而发挥针刺和艾灸的双重作用。具体使用方法如下。

（1）针刺：先按照常规针刺方法，根据病症选取穴位，消毒后将毫针刺入穴位，通过提插捻转等手法行针，直至得气。

（2）加艾施灸：得气后，取适量艾绒搓成艾团（如枣核大小），将其紧套在针柄上，点燃艾团上端；或者将2~3 cm长的艾条段插在针柄上点燃。

（3）过程监控：在艾灸燃烧过程中，要注意观察艾绒或艾条的燃烧情况，以及患者的局部感觉，避免烫伤。

（4）结束操作：待艾绒或艾条燃尽后，先将针轻轻捻转，然后缓慢拔出针具。

临床应用：温针灸广泛应用于各种寒证、痹证、痿证等。例如，对于风寒湿痹所致的关节疼痛、屈伸不利，通过温针灸可以有效改善关节局部的气血运行，缓解疼痛症状；对于脾胃虚寒引起的胃脘痛、腹痛等，温针灸可温养脾胃阳气，起到散寒止痛的作用。

注意事项：防止烫伤。在施灸过程中，要密切关注患者的感受，若患者感觉局部过热，应及时调整艾绒或艾条与皮肤的距离，必要时可在针下皮肤处隔一薄纸。

针具选择：毫针应选择质量较好、针身挺直的针具，以免在燃烧艾灸过程中针体弯曲，影响操作和治疗效果。

患者状态:对于过饥、过饱、醉酒、过劳者,不宜立即进行温针灸治疗;对于体质虚弱、精神紧张的患者,施灸时要更加谨慎,注意操作轻柔,避免晕针、晕灸等情况的发生。

清洁卫生:施灸完毕后,要检查针孔处有无艾灰残留,及时清理,防止艾灰进入针孔引起感染。

(三)艾饼灸

艾饼灸包括熨灸和日光灸两种。

1.熨灸 是将艾绒平铺在腹部、穴位或患处上,然后覆盖几层棉布,用熨斗或热水袋在布上面温熨。多用于风寒湿痹、痿证、寒性腹痛、腹泻等。

2.日光灸 是将艾绒铺在患处或穴位上,在日光下曝晒,每次 10 ~ 20 min。适用于风寒湿痹、皮肤色素变性等。

(四)艾熏灸

艾熏灸包括烟熏灸、蒸汽灸和温灸器灸三种。

1.烟熏灸 是把艾绒放在容器内燃烧,用艾烟熏灸患处或穴位的一种治病方法。用于治疗风寒湿痹及痿证。

2.蒸汽灸 是把艾叶或艾绒放在容器内用水煮沸,用蒸汽熏患处的一种治疗方法,可边煮边熏,也可煮开后倒入盆中再熏。适用于风寒湿痹。

3.温灸器灸 是利用专门器具施灸的一种方法。这种方法可以长时间连续给患者以舒适的温热刺激,使局部发热,有利于气血运行,使用方便,适用于风寒温痹、胃胀痛等。

第四节　艾灸的作用和适应证及禁忌证

一、艾灸的作用和适应证

灸疗与针刺具有某些相同的原理,它们都是通过刺激人体穴位,激发经络功能而发挥作用,只是刺激的手段不同,灸疗用灸,针刺用针,其目的都是要达到调节机体各器官组织功能失调,使之阴阳平衡,"阴平阳秘"。灸疗的作用和适应证非常广泛,内、外、妇、儿、五官、皮肤各科均可应用灸法施治。灸疗的作用和适应证归纳起来有如下几个方面。

1.疏风解表,温散寒邪 《素问·调经论》说:"血气者,喜温而恶寒,寒则泣而不流,温则消而去之。"《素问·异法方宜论》说:"脏寒生满病,其治宜灸焫。"由于艾叶苦、辛,温,具有"生寒熟热"的特点,艾火的热能透达肌层,具有良好温经行气,疏风散寒的功能,适用于外感风寒表证及各种寒邪为患之证,如寒邪所致的头痛、腹痛等症。

2.温通经络,活血逐痹　灸法具有较强的温通经络的作用,具有行气活血,通络止痛之功,适应于寒凝血滞,经络痹阻引起的各种病证,如风寒湿痹、痛经、经闭、寒疝腹痛等。

3.温中散寒,升阳举陷　《灵枢·官能》说:"上气不足,推而扬之。"《素问·经脉篇》说:"陷下则灸之。"灸法具有温中散寒,升阳举陷的功能,对气血的运行能起到推而上之的引导作用。用于治疗气虚下陷、脏器下垂之证,如胃下垂、肾下垂、子宫脱垂、脱肛、崩漏日久不愈、虚寒泄泻等。

4.温阳补虚,回阳固脱　《本草从新》指出:"艾叶苦辛……纯阳之性,能回垂绝之阳。"灸法具有补气培本,回阳固脱的功效,临床上用于脾肾阳虚,阳气暴脱之证,如大汗淋漓、四肢厥冷、脉微欲绝的亡阳证,以及久泄、遗尿、阳痿、遗精、早泄、虚脱等。

5.行气活血,消瘀散结　灸法的温热刺激,可使气机调畅,营卫谐和,起到行气活血,消瘀散结的作用,适用于乳痈初起,瘰疬及寒性疖肿未化脓者。对于疮疡溃久不愈,有促进愈合、生肌长肉的作用。

6.通经活络,拔毒泄热　灸法虽是一种温热刺激,但能通过其通经活络,行气活血,宣透疏散的作用,达到拔毒泄热的目的,因此,灸法不仅能治阴寒证,也可用于治疗阳热之证,这一作用在古代、现代的医疗实践中,都得到了证实。如唐代孙思邈在《千金要方》中记载阳热实证用灸法者颇多,卷十四治小肠实热载:"小肠热满,灸阴都,随年壮。"卷二十八载:"凡卒患腰肿、跗骨肿、痈疽、疔肿、风游毒热肿,此等诸疾,但初觉有异,即急灸之,立愈。"指出灸法对脏腑实热有宣泄作用,对热毒蕴结所致的痈疽有拔毒泄热之功,并认为阴虚内热者亦可施用灸法,如《千金要方》卷二十一治消渴载:"消渴,口干不可忍者,灸小肠俞百壮,横三间寸灸之。"现代很多针灸医家运用灸法治疗热证的大量资料,更证实了灸法有拔毒泄热之功,如用灯火灸治疗急性扁桃体炎、流行性腮腺炎,艾条熏灸大椎穴为主治疗流行性出血热,熏灸大椎穴为主治疗流行性出血热,艾条温和灸治疗急性乳腺炎、急性结膜炎、急性化脓性中耳炎,瘢痕灸治疗肺结核,艾炷隔盐灸治疗急性细菌性痢疾等,均取得了较好的效果。《理瀹骈文》中说:"若夫热症(证)可以用热者,一则得热则行也,一则以热能引热,使热外出也,即从治之法。"因此,以灸法治疗热病,其意就在于此。

灸疗除有退热作用外,还有消炎作用。现代医学所指的炎症,尤其是急性炎症,多表现为中医的阳、热、实证。大量实验证实,灸后可以使外周组织中的白细胞数量增多、网状内皮系统的吞噬能力增强及机体免疫能力提高。

7. 防病保健,益寿延年　灸疗用于防病保健有着悠久的历史,《扁鹊心书·须识扶阳》说:"人于无病时,常灸关元、气海、命门、中脘,虽未得长生,亦可保百余年寿矣。"在身体某些特定穴位上施灸,能够达气血、通经络、保健、益寿延年的目的,故又称为保健灸。

(1)健脾益胃,固护后天:脾胃为水谷之海、后天之本,灸法对脾胃有着明显的强壮作用,《针灸资生经》说:"凡饮食不思,心腹膨胀,面色萎黄,世谓之脾胃病者,宜灸中脘。"在中脘施灸,可以温运脾阳,补中益气。常灸足三里,不但能改善消化系统功能,增加人体对营养物质的吸收,补充气血,濡养机体,还可防病治病、抗衰老和延年益寿。

(2)培补元气,预防疾病:《扁鹊心书》说:"夫人之真元,乃一身之主宰,真气壮则人强,真气虚则人病,真气脱则人死,保命之法,艾灸第一。"艾为辛温阳热之药,以火助之,两阳相得,可补阳壮阳,使人体真元充足,精力旺盛,则人体健壮,"正气存内,邪不可干",从而发挥延年益寿,预防疾病的作用。

(3)通调气血,保健强身:气血运行循经脉流行,方可营运周身,濡养机体,正如《灵枢·本藏》说:"经脉者,所以行气血,营阴阳,濡筋骨,利关节者也。"灸法性温热,可温通经络,促进血液循环,调整脏腑功能,促进机体新陈代谢,增强抵御外邪能力,调和营卫,起到保健强身、防病治病的作用。现代研究证明,艾灸某些保健穴位,可以增加白细胞、红细胞的数量和吞噬细胞的功能,增强人体免疫力,提高健康水平。

二、艾灸的禁忌证

1. 中医范畴内的实热证或阴虚发热病症,如高热、高血压危象、肺结核、咯血、严重贫血、急性传染性疾病,患病期间不宜进行艾灸。

2. 患有器质性心脏病伴有心功能不全、精神分裂症的患者不宜进行艾灸。

3. 过饥、过饱、大量饮酒、精神情绪过于激动、过劳的情况下不宜进行艾灸。

4. 皮肤痈疽疔发作期间,局部红肿热痛者不宜进行艾灸。

5. 处于孕期或经期的女性,腰腹部位不宜进行艾灸。

第五节　艾灸的用量

施灸时用量的掌握是决定灸治成功与否的重要因素。灸量的掌握看似很容易,实际上很有讲究,施灸人必须经过长时间的观察和经验积累,才能更好地掌握艾灸的用量。

所谓灸量就是施灸时向体内导入的热量,这主要取决于施灸时间长短、施灸的面积大小及施灸时所达到的热度。施灸的时间长短主要由疾病种类、病情轻重、患者体质等多方面因素决定;施灸的面积大小和施灸时所达到的热度主要由施灸时所用艾炷的大小,壮数的多少决定。

艾炷的大小,壮数(艾灸时,每燃烧完一个艾炷,称为一壮)的多少,可根据疾病的性质,病情的轻重,体质的强弱,年龄的大小及施灸部位的不同,全面考虑,全方位衡量,不能太过也不能不足。

一般按照每次施灸累计总和数来算,施灸壮数少则1～3壮,多则数十壮乃至数百壮。前3 d每日灸1次,以后每隔2～3 d灸1次,急性病每日可灸2～3次;慢性病隔3 d、5 d或7 d灸1次;保健灸每个月可灸3～4次,终身坚持施灸,可延年益寿。身体健壮、生病频率低的青壮年患者,所用艾炷宜大,壮数宜多。小儿、妇女、老人及久病体弱之人,所用艾炷宜小,壮数宜少。在肌肉丰厚的腰背、臀腹、臂等处宜用大炷多灸;在肌肉浅薄的头面、颈项、四肢末端宜用小炷少灸。直接着肤灸,一般以麦粒大小艾炷为宜,每穴灸5～7壮,小儿3～5壮,每次灸3～5穴。使用艾灸急救时,不用具体计算壮数,直到患者心跳正常恢复神智为止。

此外,在施灸时,还须结合病情,对沉寒痼冷、元气将脱等证宜大炷多灸,以温散寒凝,振奋阳气;对外感风寒则宜小炷,不宜重灸,即可达到温经通络,驱散外邪之功效,否则火邪内郁会产生不良后果。

不同灸法的用量和不同人群的用量分别见表1-5-1和表1-5-2。

表1-5-1　不同灸法的用量

灸法		用法	
艾炷灸	直接灸	瘢痕灸　每日7~9壮	
		无瘢痕灸　每日3~7壮	
	间接灸	隔姜灸　每日5~10壮	
		隔蒜灸　每日5~7壮	
		隔葱灸　每日5~10壮	
		隔盐灸　每日3~7壮	
		隔胡椒饼灸　每日5~7壮	
		隔豆豉饼灸　每日3~5壮	
艾条灸	悬起灸	温和灸　每日10~15 min	
		回旋灸　每日20~30 min	
		雀啄灸　每日5~20 min	
艾饼灸	日光灸	夏季　10~15 min	
		春秋季　20~30 min	
		冬季　30~45 min	
艾熏灸	温灸器灸	温灸筒　每日15~30 min	头面部穴灸20 min
		温灸盒	背部及四肢穴灸25 min
		温灸管	胸腹部穴灸30 min

表1-5-2　不同人群的用量

人群	艾炷量	艾条量	壮数
儿童	小艾炷	细艾条	少
成人	大艾炷	粗艾条	多
妇女	小艾炷	细艾条	少
肥胖者	大艾炷	粗艾条	多
瘦人	小艾炷	细艾条	少
体弱者	小艾炷	细艾条	少
体壮者	大艾炷	粗艾条	多
初次灸者	小艾炷	细艾条	少
体弱或年老	小艾炷	细艾条	少
敏感者	小艾炷	细艾条	少

续表1-5-2

人群	艾炷量	艾条量	壮数
感觉迟钝者	大艾炷	粗艾条	多
功能亢进之疾患	大艾炷	粗艾条	多
功能减退之疾患	小艾炷	细艾条	少

第六节　艾灸的体位

在施灸的时候选择适当体位,既可以方便施灸者的施灸操作,又有利于准确选穴和安放艾炷施灸,更能使患者感觉自然舒适。灸法常用体位如下。

一、坐位

1.仰靠坐位

(1)具体要求:患者坐在软椅上,在后颈部放一软垫,头后仰,以便暴露施灸部位(图1-6-1a)。

(2)适用部位:用于前头和面部以及项前部位的穴位。

2.侧伏坐位

(1)具体要求:患者侧身坐在桌前,桌上放一软枕,患者侧俯在软枕上,以便手臂和头侧舒适,同时暴露施灸部位(图1-6-1b)。

(2)适用部位:用于头部两侧的穴位。

3.俯伏坐位

(1)具体要求:患者坐在桌前,桌上放一软枕,患者俯在软垫上或用双手拖住前额,同时暴露施灸部位(图1-6-1c)。

(2)适用部位:用于头项部、后颈部的穴位,有时也用于前臂穴位。

说明:将上肢放于适宜高度的桌上仰掌,适用于手臂内侧的穴位施灸;将上肢放在桌上,可以曲肘或立掌,适用于手臂上缘及外侧穴位施灸。

二、卧位

1.仰卧位

(1)具体要求:平躺,上肢平放,下肢放直,或微屈,全身放松同时暴露要施灸的部位(图1-6-1d)。

(2)适用部位:用于面部、颈部、胸部、腹部、上肢掌侧、下肢前侧和手背足背等穴位。

2.侧卧位

(1)具体要求:非施灸部位在下,侧卧上肢放在胸前,下肢伸直同时充分暴露施灸部位(图1-6-1e)。

(2)适用部位:用于头面两侧或胸腹两侧部位的穴位。

3.俯卧位

(1)具体要求:俯卧,在胸前放一软枕,屈收两上肢,以便背部肌肉舒展、平坦,同时充分暴露施灸部位(图1-6-1f)。

(2)适用部位:用于后头、后颈、肩部、背部、腰部、骶部、臀部、下肢后侧和足底部等经穴。

说明:当仰卧时,腹部穴位需要施灸,应当屈膝或在腋窝下放一个厚垫以便腹部肌肉放松;当要对手臂内侧穴位施灸时,可以仰起手掌;当对手臂外侧施灸时可以立掌或将两上肢屈曲放于胸前,以便暴露屈肘后的上肢掌侧和背侧穴位。

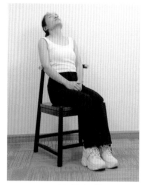

(a) 仰靠坐位

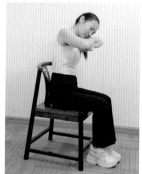

(b) 侧伏坐位

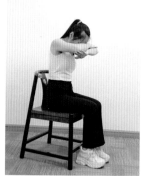

(c) 俯伏坐位

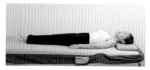

(d) 仰卧位

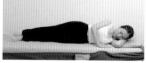

(e) 侧卧位

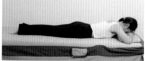

(f) 俯卧位

图1-6-1 艾灸常用体位

第七节　艾灸注意事项及灸后反应和调养

一、艾灸注意事项

艾灸疗法的治疗范围非常广泛,不同的患者在艾灸时会产生不同的感觉,疗效也不尽相同,因为个体是有差异性的,艾灸只是一种治疗手段,需要人体内在的反应起作用,因此在进行艾灸疗法时要根据患者的具体情况灵活应用,而且在艾灸疗法的具体操作中,还应注意以下事项。

(1)术者在施灸时要聚精会神,以免烧烫伤患者的皮肤或损坏患者的衣物。

(2)对昏迷的患者、肢体麻木及感觉迟钝的患者和小儿,在施灸过程中灸量不宜过大。

(3)如果患者的情绪不稳定,或在过饥、过饱、醉酒、劳累、阴虚内热等状态下,要尽量避免使用艾灸疗法。

(4)患者在艾灸前最好喝一杯温水,水的温度以略高于体温为宜,在每次灸治结束后还要再补充一杯60℃左右(水稍稍有点烫嘴)的热水。

(5)施灸的过程中如果出现发热、口渴、红疹、皮肤瘙痒等异常症状时,一般不要惊慌,继续采用艾灸疗法灸治下去,这些症状就会消失。

(6)施灸的时间长短应该是循序渐进的,施灸的穴位也应该由少至多,热度也是逐渐增加的。

(7)患者在采用艾灸疗法治疗疾病的过程中,尽量不要食用生冷的食物(如喝冷水、吃凉饭等),否则会不利于疾病的治疗。

(8)患者的心脏附近和大血管及黏膜附近少灸或不灸,身体发炎部位禁止采用艾灸的方法进行治疗,孕妇的腹部和腰骶部也属于禁灸部位。

(9)施用瘢痕灸前,要争取患者的意见并询问患者有无晕针史。施灸的时间一般以饭后1 h为宜。患者的颜面部、大血管、关节处、眼周附近的某些穴位(如睛明、丝竹空、瞳子髎等)不宜用瘢痕灸。

(10)在采用艾灸疗法治疗或保健时,如果上下前后都有配穴,施灸的顺序一般是先灸阳经后灸阴经、先灸背部再灸腹部、先灸身体的上部后灸下部、先灸头部后灸四肢,依次进行灸治。

(11)采用瘢痕灸治疗疾病时,半年或1年灸1次即可,其他灸法可每日或隔日灸1次,10次为1个疗程。

二、艾灸后的反应

艾灸后,多数人往往会出现一些反应,体质不同,反应自然也不同。灸感的强弱代表经络的阻塞程度。有灸感、灸感强,说明自身的经络通畅,作用立竿见影;没有灸感也不是没有效果,而是表示经络中邪气瘀积严重,需要一点时间开瘀散阻,作用慢一些。

常见的灸后反应主要有以下几种。

1.灸后皮肤潮红 艾灸后有些人身体会出现类似过敏的现象,比如皮肤潮红,或者出现很多红疹,此时多以为是过敏了。其实,这些症状,都是真阳元气驱赶寒邪外出的表现,也是病邪在体表的反应。如果此时停止艾灸,病邪还会自表入里,侵蚀脏腑。一般情况下,艾灸结束1~2 h后此现象可消失。如果此时皮肤症状严重,可以用放血疗法使邪出有门。可以在大椎、足太阳膀胱经的腧穴放血,给病邪以出处。

2.灸后口渴 很多人艾灸后会出现口干舌燥的现象,这是艾灸的一种反应,这种现象表明阴阳正在调整,阳不胜阴,患者就会觉得喉咙异常干痛,这是病邪(寒邪)逐渐外发时的必然症状。这时要多喝白开水、红糖水或者小米汤。红糖水可以补气血,白开水没有任何添加剂,不会对人造成伤害。最好不要喝菊花茶,因为菊花是味苦性微寒的药物,有清火的作用,可能会减弱艾灸的效果。

3.排病反应 在灸疗过程中,即使没有外界环境的诱导,绝大多数患者都会出现种种不适反应,如浑身发冷、出冷汗、冒臭气、吐痰涎、腹痛、腹泻等。甚至有很多人会发现,自己多年前有过的病症会重复多次出现,有的时候还会出现病未愈,病情反而加重的情况。由于这些不适反应与患者的病情有关,所以把这些不适反应统称为排病反应。出现这种情况,不要害怕,这是正邪交战的正常现象。病邪在体内寄居了很久,并不会轻易治愈。当通过艾灸的方式激发了身体的正气,想把邪气赶出体外时,邪气会顽强抵抗,这时正气不足而邪气旺盛,当然就会有各种不适反应。当逐渐通过艾灸使体内慢慢累积了足够多的正气时,病邪就会逐渐地被赶出体外。

4.灸后水疱　用直接灸施治时可能会在皮肤上留下水疱,若水疱小则不要挑破,1周左右即可自行吸收。若水疱较大,可先用消毒针挑破,排出水疱内的液体,再涂上甲紫溶液(俗称紫药水)或消炎药膏等,然后用消毒纱布包扎。要定期消毒和更换纱布,以防感染。若产生灸疮,有流脓现象时,要用酒精或生理盐水清洗,清洗后涂上消炎药膏或玉红膏。要每天坚持清洗和涂药,直至灸疮愈合。

哪些是艾灸好转后的现象呢?

(1)灸时全身或半身出汗,此多虚多寒,属邪毒外排的现象,2~5次施灸后可缓解。

(2)灸时痒,多为风、虚、湿。

(3)灸时身体抖动,多为肝经问题,属经络不畅达。

(4)灸时肩颈、腿、脚等冒风或冒凉气,多为寒气或风气外排的原因。

(5)灸时热量可达腹内或下肢,多为虚寒体质,为好转的表现。

(6)灸后有水疱,古称灸花,为湿气或其他毒素外排的表现。小的无须处理,大的需在严格无菌操作下将脓液引流减压,注意引流之后的包扎及避免感染。

(7)灸后局部起红疹,多在灸完2~3 d后出现,多数属湿气外排的好转反应。

(8)灸后伤口处发痒、发红、发肿、化脓,属伤口处有湿热(或寒湿)外排现象属好转反应。

(9)灸后膝盖处有向外冒风感或发麻感,属风邪外排(或湿气外排)现象。

(10)灸后不热,没有感觉,多为身体经络瘀阻不通,或身体非常好的表现。

(11)灸后腹泻,并无气虚的表现,属于排毒的反应。

(12)灸后便秘,多为气血虚或体内有热而产生,灸后可适量饮水以助缓解。

(13)灸后腰酸腰痛,属于"气冲病灶"的反应。气血打通郁结点,本来没有感觉,现在反而有了感觉,多为身体有陈旧性损伤。

(14)灸后头晕、失眠,多为气血充足,上冲于头部的反应。

(15)灸后月经延迟或提前,属经络调整的过程,属好转反应,不影响下个月经周期。

(16)乳腺增生灸疗时部分会有疼痛和蚁行感,产生疼痛属化瘀散结的过程,有蚁行感为气血运行邪毒外排的过程。

(17)灸后上火,或会出现口干舌燥的现象,这表明体内的阴阳正在调整,阴不胜阳,应注意多喝温开水。有时候还会出现西医所诊断的各种炎症,这是因为病邪逐渐外发,出现炎症的地方正是病邪被驱赶外排的地方,此时应该继续艾灸,直到病邪完全被排除。

三、艾灸后的调养

施灸时身体会消耗元气来疏通经络,调补身体功能,所以灸后要注意保护机体正气,要从饮食、起居等多方面加以调理。注意劳逸结合,不可使身体过度疲劳,娱乐时间也不宜过长,要保持平静的情绪。每天要保证充足的睡眠,因为睡眠是恢复生命活力的最佳途径。饮食上要禁止食用生冷和不易消化的食物。饭菜宜清淡,应以素食为主,多吃水果蔬菜,补充身体所需的营养物质。

施灸产生灸疮时要适量食用有助于诱发的食物,如豆类、蘑菇、笋、鲤鱼等。当灸疮开始愈合后,要减少诱发食物的摄入,应以清淡饮食为主,忌食辛辣刺激性食物,避免重体力劳动。当灸疮感染时要口服抗生素并且涂抹消炎药膏,以促进创面愈合。

四、灸伤的等级和处理

(一)皮肤组织结构

皮肤组织结构包括表皮、真皮和皮下组织。

1. 表皮　为皮肤的最外层。表皮有许多微小的神经末梢,没有血管。表皮按细胞形态可分为5层,由外至内依次为角质层、透明层、颗粒层、棘层、基底层。

2. 真皮　为排列致密而不规则的结缔组织,由浅部的乳头层和深部的网状层构成,由中胚层分化而来。

3. 皮下组织　在真皮下,由疏松结缔组织和脂肪组织构成,内含丰富的血管、淋巴管、神经、汗腺和深部毛囊(图1-7-1)。

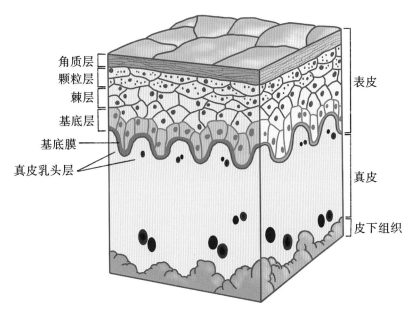

角质层
颗粒层
棘层
基底层
基底膜
真皮乳头层

表皮

真皮

皮下组织

图1-7-1 皮肤组织结构

(二)灸伤的处理

施灸后根据伤势程度的不同,将灸伤分为三级:Ⅰ度灸伤、Ⅱ度灸伤、Ⅲ度灸伤。不同的灸伤有不同的处理方法(表1-7-1)。

表1-7-1 灸伤的等级与处理

灸伤等级	症状	痊愈过程	处理方法
Ⅰ度灸伤	对表皮基底层以上的皮肤组织造成伤害发生水肿或水疱	灸伤的皮肤可以在5~8 d内结痂并自动脱落,愈后不留瘢痕	Ⅰ度灸伤后,发直径为1 cm左右的水疱,不需要任何处理,待其吸收即可。直径2~3 cm的水疱多数会破裂,待水流尽,可涂龙胆紫药水以防感染(切忌剪去疱皮),待结痂自愈
Ⅱ度灸伤	灸治温度对皮肤基底层造成破坏,但未损伤真皮组织而发生水肿、溃烂、体液渗出	受损伤的皮肤在7~20 d内结痂并自动脱落,留有永久性瘢痕	如有水疱,在第5天可剪开疱皮放水,并剪去疱皮,暴露被破坏的基底层。为了延长创面愈合时间,不使用外伤收敛药物及干燥疗法,为了防止感染,可用含有薄荷的杀菌软膏敷贴,每4 d换药1次,待其自愈

续表 1-7-1

灸伤等级	症状	痊愈过程	处理方法
Ⅲ度灸伤	所灸部位的大部分或全部真皮组织被破坏,皮肤发生干枯变白,而后水肿、溃烂,形成无菌性化脓	创面在20～50 d结厚痂自动脱落,愈后留有较厚的永久性瘢痕	创面不加任何处理,只直接敷贴含薄荷的杀菌软膏即可,每4 d换药1次。创面的无菌脓液不必清理,直至结痂自愈

第八节　根据"灸感"判断病症痊愈程度

灸感是施灸时自我所感知的热、风、凉、寒、麻、胀、酸、沉、痛等感觉,灸感的发生是艾火的热力与药力的双重作用的结果,是艾火循环和经气与病气在体内斗争的表现。

一、灸感产生原理

施灸时体内的经气被艾火激发和推动,经气在运行的过程中与患处的邪气抗衡,经气战胜邪气后,邪气会外泻,因而引发的一系列灸感现象。灸感的发生与否直接关系到灸疗效果的好坏。

二、灸感种类

具体来讲,灸感共有七种(图1-8-1)。

第一种是透热,灸热从施灸点皮肤表面直接向深部组织穿透,甚至直达胸腹腔脏器。

第二种是扩热,灸热以施灸点为中心向周围扩散。

第三种是传热,灸热以施灸点开始循经络向远部传导,甚至直达病灶。

第四种是局部不热(或微热)而远部热,也就是施灸部位不热(或微热),而远离施灸部位感觉很热。

第五种是表面不热(或微热),而皮肤下深部组织,甚至胸腹腔脏器感觉很热。

第六种是施灸部位或远离施灸部位产生酸、胀、麻、热、重、痛、冷等非热感觉。

第七种是上述灸感传导之处,病症随之缓解,施灸部位产生的热、胀、痛等感觉发生深透远传,所到之处病症随之缓解。

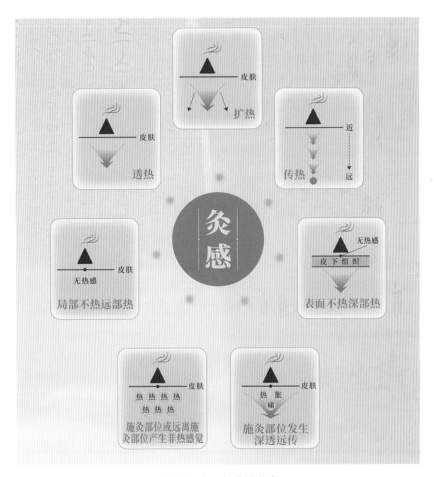

图1-8-1　灸感的种类

第六、七种感觉说明艾灸的纯阳之气沿着经络传导,艾灸达到预期疗效。灸感并非局限在施灸的部位,而是会沿着经络传导的。灸感的强弱一般代表了经络阻塞的程度。有灸感、灸感强,说明自身的经络通畅,作用立竿见影;没有灸感表示经络中邪气淤积严重,需要时间开淤散阻,因此见效较慢。

在正常人之中,灸感因时、因地、因人而异。一般刺激越强,时间愈长,次数愈多,则感传愈易出现;"经络敏感人"灸感相对强烈,在温暖安静的环境里,同时皮肤湿润,思想集中,则灸感较易发生,传递速度也较快。

三、灸感的不同阶段

1. 艾火循经　温热是施灸时第一阶段出现的动态灸感,是艾火自动循经促使气血升温、循环运行的良性反应。

2. 正邪相搏　麻、胀、酸、沉、痛是施灸时第二阶段出现的静态灸感,是体内正气与邪气斗争的正常反应。

3. 邪气外出　风、凉、寒是施灸时第三阶段出现的动态灸感,是体内正气强而邪气弱,邪气被排出体外的良性反应。

第九节　冬病夏治用艾灸

冬病夏治是中医的一种重要特色疗法。所谓"冬病夏治",是指对一些因阳虚、外感六淫之邪而导致的某些好发于冬季,或在冬季加重的疾病,在夏季阳气旺盛,病情有所缓解时,辨证施治,适当地内服和外用一些方药,以增强抗病、祛邪能力,预防和减少疾病在冬季来临时发作,或减轻其症状。

一切中医所指的虚寒性疾病都可采用冬病夏治的方法治疗,如哮喘、慢性支气管炎、变应性鼻炎、慢性咽喉炎、慢性扁桃体炎、反复感冒、慢性胃炎、慢性结肠炎、慢性腹泻与痢疾、风湿与类风湿性关节炎、肩周炎、颈椎病、腰腿痛、冻疮、手足发凉、男子阳痿和早泄、女子宫寒、老年畏寒以及脾胃虚寒类疾病等。

那么,为什么在三伏天艾灸能够治病呢? 根据中医理论,夏季万物生长繁茂,阳气盛,阳气在表,夏季养生宜以养阳为主,此时毛孔开泄,运用艾灸可使腠理宣通,驱使体内风、寒、湿邪外出,是内病外治、治病求本的方法。

主要通过以下四个方面起作用。

一是局部的刺激作用,局部的药物刺激通过神经反射激发机体的调节作用,使机体中的某些抗体形成,从而提高机体的免疫功能,对一些过敏性疾病可起到防治作用。

　　二是经络的调节作用,即温经通络、行气活血、祛湿散寒的作用,而且通过经络的调节,达到补虚泻实、平衡阴阳、防病保健的作用。

　　三是药物本身的作用,即药物通过皮肤渗透至皮下组织,在局部产生药物浓度的相对优势,发挥较强的药理作用,同时通过药物对局部穴位的刺激激发全身经气,发挥最大的药理效应。

　　四是利用"三伏天"这全年最热的时段、人体阳气最盛的时候,刺激人体穴位并通过药物的作用,起到一个良性的、有利于机体增强抵抗力的、扶正祛邪的作用。

　　根据"天人合一""春夏养阳,秋冬养阴"的理论,每年的三伏天阳气正旺之时,是冬病夏治的最佳时机。三伏天是全年中天气最热、阳气最盛的阶段,在此期间,人体腠理疏松、经络气血流通,有利于药物的渗透和吸收。利用这一时机治疗某些寒性疾病,能最大限度地祛风祛寒,祛除体内沉疴,调整人体的阴阳平衡,预防旧病复发或减轻其症状,并为秋冬储备阳气,令人体阳气充足,到冬至时则不易被严寒所伤。

第二章
艾灸经络与穴位

第一节　经络概述

一、经络

经络中的经,有路径的含义,经脉贯通上下,沟通内外,是经络系统中的主干;络,有网络的含义,络脉是经脉别出的分支,较经脉细小,纵横交错,遍布全身。

(一)经络的作用

1.联络脏腑　人体中的经络系统是一个纵横交错、沟通内外、联系上下的整体,它联系了人体中脏与脏,脏与腑,脏腑与五体之间的联系,从而使人体成为一个有机的整体。除此之外,人体中五脏六腑、四肢百骸以及皮肉筋骨等组织,之所以能保持一种相对的平衡,完成正常的生理活动,也是依靠经络系统的联络沟通而完成的。

2.运行气血　经络还是人体气血运行的通道,气血只有通过经络系统才能被输送到周身。气血是人体生命活动的物质基础,其作用是濡养全身脏腑组织器官,使人体完成正常的生理功能。

3.抵御外邪　由于经络系统的作用是运行气血,那么它就可以使营卫之气密布周身,尤其是随着散布于全身的络脉,而密布于皮部。卫气是一种具有保卫机体功能的物质,它能够抵御外邪的入侵。外邪侵犯人体往往由表及里,先从皮毛开始,所以当外邪侵犯机体时,卫气就会首先发挥其抵御外邪、保卫机体的作用。

(二)经络的应用

因为经络系统是联络人体内外的通道,所以当人体患病时,经又是一个病邪传入的途径。当人体在患有某些疾病的时候,常常会在经络循行线上出现明显的压痛、结节或条索状的反应物,此时,这些部位的皮肤色泽、形态、温度等也都会出现一定的变化。那么,通过对这些变化的观察,就可以推断疾病的病理变化。

二、经络系统

(一)经络系统组成

人体的经络系统是由十二经脉、奇经八脉、十二经筋、十二经别、十二皮部、十五络脉以及浮络、孙络等组成(图2-1-1)。

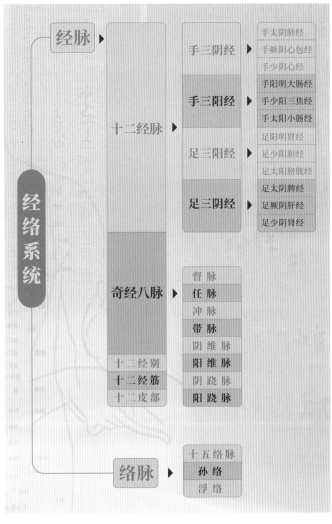

图2-1-1 经络系统

(二)奇经八脉与十五络脉

奇经八脉包括督脉、任脉、冲脉、带脉、阴维脉、阳维脉、阴跷脉、阳跷脉,十五络脉则是由经脉分出行于人体浅层的支脉。十二经脉和任、督二脉各自别出一络,加上脾之大络,总称十五络脉。

1. 奇经八脉　奇经八脉的作用有以下两点。一是沟通十二经脉之间的联系,将功能相似、部位相近的经脉联系起来,起到统摄有关经脉气血,协调阴阳的作用;二是对十二经脉气血有着蓄积和渗灌的调节作用,打个比方,如果说十二经脉好像江河之水,那么奇经八脉就是水库湖泊。

奇经八脉的分布部位总体来说是与十二经脉纵横交互的。八脉中的督脉、任脉、冲脉皆起于胞中,同出于会阴,其中督脉行于背正中线;任脉行于前正中线;冲脉行于腹部会于足少阴经。奇经中的带脉横行于腰部,阳跷脉行于下肢外侧及肩、头部;阴跷脉行于下肢内侧及眼;阳维脉行于下肢外侧、肩和头项;阴维脉行于下肢内侧、腹和颈部。

2. 十五络脉　十五络脉的作用分别阐述。比如,四肢部的十二经别络可以起到加强十二经中表里两经的联系,沟通表里两经的经气,补充十二经脉循行的不足。而躯干部的任脉络、督脉络和脾之大络,则分别沟通了腹、背和全身的经气,因而可以输布气血、濡养全身。

十五络脉的分布规律:十二经脉的别络均从本经四肢肘膝以下的络穴分出,走向其相表里的经脉,即阴经别络于阳经,阳经别络于阴经。任脉的别络从鸠尾分出以后散布于腹部;督脉的别络从长强分出经背部向上散布于头,左右分别走向足太阳经;脾之大络从在大包分出以后散布于胸胁。除此之外,还有从络脉分出的浮行于人体浅表部位的浮络和细小的孙络。这些浮络和孙络遍布全身,数不胜数。

三、腧穴

腧穴即是穴位,"腧"有转输的含义,"穴"即孔隙的意思。所以说,腧穴就是人体经络气血输注于体表的部位。

(一)腧穴分类

从总体上来说,腧穴可以分为十四经穴、奇穴和阿是穴三大类。十四经穴是位于十二经脉和任、督二脉上的腧穴,简称"经穴"。十四经穴与经脉的关系密切,它不仅可以反映本经经脉及其所属脏腑的病证,也可以反映本经脉所联系的其他经脉和脏腑的病证。

奇穴又称"经外奇穴",它有固定的穴名,也有明确的位置,但它们却不能归属于十四经脉。这些腧穴对某些病证具有特殊的治疗作用。

阿是穴又称压痛点、不定穴等,其多位于病变部位的周边。这类腧穴的特点是既无具体名称,又无固定位置。

(二)腧穴作用

1. 近治作用　是一切腧穴主治作用所具有的共同特点。所有腧穴均能治疗该穴所在部位及邻近组织、器官的局部病症。

2. 远治作用　是十四经腧穴主治作用的基本规律。在十四经穴中,尤其是十二经脉在四肢肘膝关节以下的腧穴,不仅能治疗局部病症,还可治疗本经循行所及的远隔部位的组织器官脏腑的病症,有的甚至可影响全身的功能。如合谷穴不仅可治上肢病,还可治颈部及头面部疾患,同时还可治疗外感发热病;足三里不但治疗下肢病,而且对调整消化系统功能,甚至人体防卫、免疫反应等方面都具有一定的作用。

3. 特殊作用　指某些腧穴具有双重的良性调整作用和相对特异性作用。如天枢既可治泻泄,又可治便秘;内关在心动过速时可减慢心率;心动过缓时,又可提高心率。特异性如大椎退热,至阴矫正胎位等。

(三)腧穴定位

艾灸属于中医经络疗法的一部分,是集经络穴位、药物渗透、温热效应三位一体的综合疗法,要想达到满意的灸治效果,找对穴位很关键。如何才能正确地找准灸治的穴位呢,以下介绍四种常用的取穴法。

1. 手指同身寸度量法　手指同身寸度量取穴法是指以患者本人的手指为标准度量取穴,是临床取穴定位常用的方法之一。这里所说的"寸",与一般尺制度量单位的"寸"是有区别的,是用被取穴者的手指作尺子测量的。由于人有高矮胖瘦之分,不同的人用手指测量到的一寸也不等长。因此,测量穴位时要用被测量者的手指作为参照物,才能准确地找到穴位。

(1)拇指同身寸:拇指指间关节的横向宽度为1寸。

(2)中指同身寸:中指中节屈曲,内侧两端纹头之间作为1寸。

(3)横指同身寸:又称"一夫法",指的是示指、中指、无名指、小指并拢,以中指近端指间关节横纹为准,四指横向宽度为3寸。

另外,示指和中指二指指腹横宽(又称"二横指")为1.5寸。示指、中指和无名指三指指腹横宽(又称"三横指")为2寸(图2-1-2)。

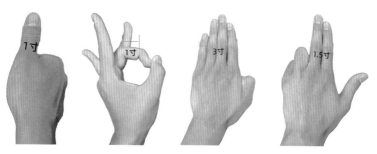

图 2-1-2　手指同身寸度量法

2.骨度分寸法　骨度分寸法又称"分寸折量法",这种方法是按照人体比例计算的,因此不论患者是成人、小孩,或高矮胖瘦,均适用(图 2-1-3)。

人体常用骨度分寸列举:

(1)头、面、颈、项部

● 前发际至后发际:12 寸。

● 眉心至前发际:3 寸。

● 后发际至大椎:3 寸。

● 两头维之间:9 寸。

● 两耳后乳突间:9 寸。

(2)胸腹部

● 天突至岐骨:9 寸。

● 岐骨至神阙:8 寸。

● 神阙至耻骨上缘:5 寸。

● 两乳头之间:8 寸。

(3)背部:大椎下至尾骶:21 寸。

(4)上肢部

● 腋前横纹头至肘横纹:9 寸。

● 肘横纹至腕横纹:12 寸。

(5)侧胸部:腋下至季胁:12 寸。

(6)侧腹部:季胁下至髀枢:9 寸。

(7)下腹部

● 耻骨上缘以下至股骨内上髁:18 寸。

● 胫骨内髁下缘至内踝高点:13 寸。

- 髀枢以下至膝中横纹:19 寸。
- 膝横纹至外踝尖:16 寸。
- 臀横纹至膝横纹:14 寸。
- 外踝尖至足底:3 寸。

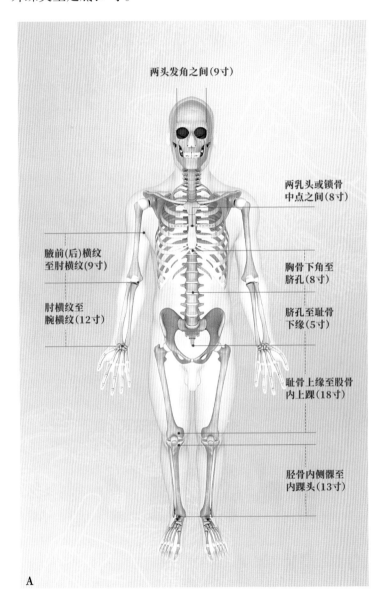

两头发角之间(9寸)

两乳头或锁骨
中点之间(8寸)

腋前(后)横纹
至肘横纹(9寸)

胸骨下角至
脐孔(8寸)

肘横纹至
腕横纹(12寸)

脐孔至耻骨
下缘(5寸)

耻骨上缘至股骨
内上踝(18寸)

胫骨内侧髁至
内踝头(13寸)

A

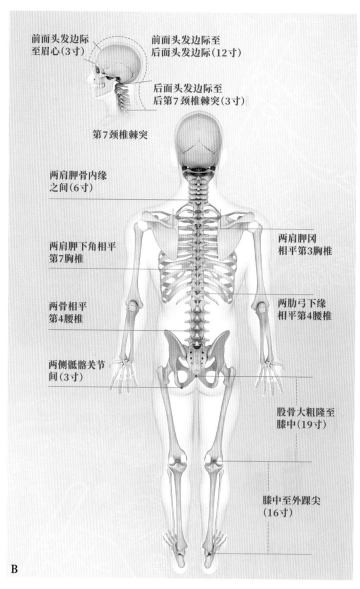

前面头发边际至眉心(3寸)

前面头发边际至后面头发边际(12寸)

后面头发边际至后第7颈椎棘突(3寸)

第7颈椎棘突

两肩胛骨内缘之间(6寸)

两肩胛冈相平第3胸椎

两肩胛下角相平第7胸椎

两肋弓下缘相平第4腰椎

两骨相平第4腰椎

两侧骶髂关节间(3寸)

股骨大粗隆至膝中(19寸)

膝中至外踝尖(16寸)

B

A. 正面;B. 背面

图2-1-3 骨度分寸法

3.标志参照法　固定标志:常见判别穴位的标志有眉毛、乳头、指甲、趾甲、脚踝等。如神阙位于腹部脐中央,膻中位于两乳头中间。动作标志:需要做出相应的动作姿势才能显现的标志。如张口取耳屏前凹陷处即为听宫穴。

4.感知找穴法　感觉疼痛的部位,或者按压时有酸、麻、胀、痛等感觉的部位,可以作为阿是穴进行治疗。阿是穴一般在病变部位附近,也可在距离病变部位较远的地方(图2-1-4)。

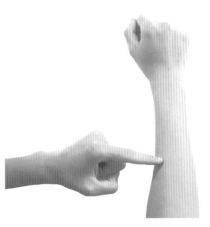

图2-1-4　阿是穴:按压时有酸、麻、胀、痛等感觉的部位

第二节　十四条经脉常用灸穴

经脉是人体内气血运行的通道。它连接着身体的各个部位,如同纵横交错的网络,将气血输送到脏腑、肌肉、皮肤等组织器官。它们相互协调、共同维持着人体的生命活动。

人之所以会生病,常常是相关的经络阻塞所致。现代经络学认为,只要保持经络通畅强健,往往能收到普通治疗方法所不具有的奇效。通过艾灸经络上的重要穴位可以轻松达到养生防病的目的。

一、手太阴肺经

(一)经络

1.经络循行路线

(1)体内路线:手太阴肺经,起于脾胃中焦之间的腹膜间隙,向下联络大肠,返回向上循着胃的上口(贲门),向上穿过横膈裂孔,联属肺与纵隔之间的胸膜腔隙。在与肺相连的呼吸道(气管、支气管)的胸膜腔隙横行从腋下出于体表(图2-2-1)。

(2)体表路线:(上臂部)行于肱二头肌桡侧与肱肌、喙肱肌之间的肌肉缝隙处,行于手少阴、手厥阴之前,下行肘中;(前臂部)沿着桡骨下缘的肱桡肌与桡侧腕屈肌之间的缝隙至腕后寸口;(手掌部)沿着大鱼际与第一掌骨之间的缝隙到大指桡侧指甲角。其支脉:从腕后分出,沿拇、示指之间的缝隙到示指桡侧指甲角(图2-2-2)。

2.对应的肌筋膜线　手太阴肺经与上肢前向筋膜线大致对应(图2-2-3)。

上肢前向筋膜线的分析,具体如下。

(1)拇指前屈运动是由拇长屈肌、拇短屈肌、拇对掌肌、拇短展肌完成;远端屈曲主要涉及第一掌指关节和指间关节。

(2)大鱼际肌许多肌纤维附着在屈肌支持带,因此,前屈拇指会牵动该支持带。

(3)桡侧屈腕主要是由桡侧腕屈肌等完成;桡侧腕屈肌与前臂筋膜相连,继而通过肱二头肌腱膜(内侧)和二头肌相连;屈曲涉及的关节部位是腕前方桡侧。

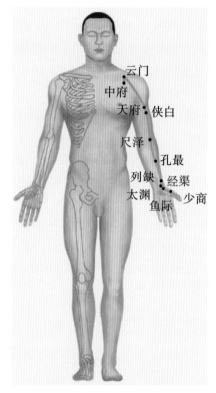

图2-2-1　手太阴肺经

(4)屈肘是由肱二头肌、肱肌和肱桡肌完成;肱二头肌通过腱膜和前臂内侧筋膜相连,肱肌和肱桡肌与外侧筋膜相连。

(5)三角肌和胸肌部分肌纤维附着在臂筋膜,同时向上和颈部筋膜相连。

3.功能　手太阴肺经的主要功能包括主气、朝百脉、主行水、主治节、主宣发与肃降、主皮毛等。

(1)主气:主气是肺主呼吸之气和肺主一身之气的总称。

主呼吸之气,是指肺通过呼吸运动,吸入自然界的清气,呼出体内的浊气,实现体内外气体交换的功能。

主一身之气,是指肺脏及手太阴经有主持、调节全身各脏腑之气的作用,即肺通过呼吸而参与宗气的生成和气机的调节。

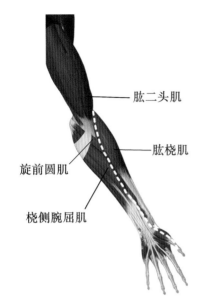

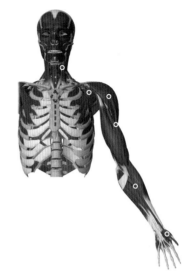

图 2-2-2　手太阴肺经体表循行解剖　　　图 2-2-3　上肢前向筋膜线

（2）朝百脉：肺主一身之气，贯通百脉，调节全身的气机，故能协助心脏主持血液循行。肺及手太阴经助心行血的作用，反映了气和血的密切关系。

（3）主行水：是指肺脏及手太阴经的宣发和肃降，对体内水液输布、运行和排泄的疏通、调节作用。

（4）主治节：人体按照一定的节律进行其生理活动，维持其节律，有赖乎肺的主持。所以称肺为相傅之官，而主治节。人体两大重要节律是心律和呼吸节律。

（5）主宣发与肃降：宣发与肃降为手太阴经气机升降出入的具体表现形式。

肺主宣发，是指肺气向上升宣和向外布散的功能。其气机运动表现为升与出。其生理作用，主要体现在三个方面。其一，吸清呼浊。其二，输布津液精微，将脾所转输的津液和水谷精微，布散到全身，外达于皮毛，以温润、养五脏六腑、四肢百骸、肌腠皮毛。其三，宣发卫气，调节腠理之开阖，并将代谢后的津液化为汗液，由汗孔排出体外。因此，肺失宣散，可出现呼吸不利。

肺主肃降，是指肺气清肃、下降的功能，其气机运动形式为降与入。其生理作用，主要体现在四个方面。其一，吸入清气。其二，输布津液精微，水

39

谷精微向下布散于全身,以供脏腑组织生理功能之需要。其三,肺为水之上源,肺气肃降则能通调水道,使水液代谢产物下输膀胱。其四,清肃洁净以保持呼吸道的洁净。

(6)主皮毛:手太阴肺经跟皮肤有重要关系,皮肤结构中很重要的是汗腺,它也是人体呼吸的重要器官之一。

4.艾灸与经络　艾灸手太阴肺经可以治疗胸部满闷、咳嗽、气喘、耳鸣、鼻出血、扁桃体发炎、锁骨上窝痛、肩背痛、上肢前外侧发冷、麻木酸痛等症。此外,对皮肤瘙痒也有一定的疗效。

(二)腧穴

一条经络共 11 穴,分别是中府、云门、天府、侠白、尺泽、孔最、列缺、经渠、太渊、鱼际、少商。

1.中府穴

【位置】位于胸部,横平第 1 肋间隙,锁骨下窝外侧,前正中线旁开 6 寸。

【取穴】正坐或仰卧,将右手三指(示、中、无名指)并拢,放在胸窝上,中指指腹所在的锁骨外端下即是(图 2-2-4)。

【功能】宣肺利气,止咳平喘。

【主治】咳嗽、气喘、短气、痰多、胸痛、呕吐、遗尿、肩膊痛。

【灸法】艾炷灸 3～5 壮;艾条灸 5～10 min。

2.云门穴

【位置】在胸前壁外上方肩胛骨喙突上方,前正中线旁开 6 寸,锁骨下窝凹陷处。

【取穴】正坐位,用手叉腰,当锁骨外端下缘出现的三角形凹窝的中点处(图 2-2-5)。

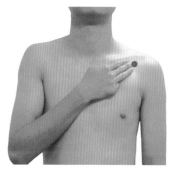

图 2-2-4　中府穴

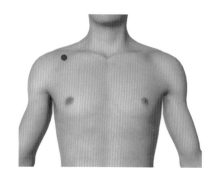

图 2-2-5　云门穴

【功能】泻肺除烦,蠲痹通络。

【主治】咳嗽、气喘、胸痛、胸中烦热、肩痛等病症。

【灸法】艾炷灸 3 ~ 5 壮;艾条灸 5 ~ 10 min。

3. 天府穴

【位置】在臂前区,肱二头肌桡侧缘处。

【取穴】天府穴位于人体上臂内侧面,肱二头肌桡侧缘,腋前纹头下 3 寸处;取穴时,将胳膊伸直,向前平举,然后低头,鼻尖触碰到的位置即为天府穴(图 2-2-6)。

【功能】宣肺理气,祛风活络。

【主治】支气管炎、支气管哮喘、鼻出血、甲状腺肿大、上臂内侧痛等病症。

【灸法】艾炷灸 3 ~ 5 壮;艾条灸 5 ~ 10 min。

4. 侠白穴

【位置】在臂前外侧,腋前纹头下 4 寸,肱二头肌桡侧缘处。

【取穴】将双臂夹紧,上臂平乳头的位置即为侠白穴(图 2-2-7)。

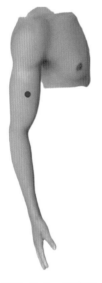

图 2-2-6　天府穴

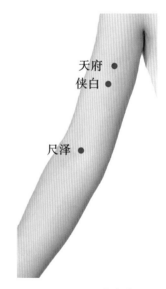

图 2-2-7　侠白穴

【功能】宣通肺气,行气活血。

【主治】气短、咳嗽、胸痛、上臂内侧痛、胃炎等病症。

【灸法】艾炷灸 3 ~ 5 壮;艾条灸 5 ~ 10 min。

5.尺泽穴

【位置】位于人体肘横纹中,肱二头肌腱桡侧凹陷处,

【取穴】伸臂向前,仰掌,掌心朝上。微微弯曲约35°。以另一只手、手掌由下而上轻托肘部。弯曲大拇指,指腹所在的肘窝中一大凹陷处即是(图2-2-8)。

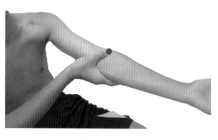

图2-2-8 尺泽穴

【功能】泻肺散邪,降逆平喘。

【主治】咳嗽、气喘、咯血、潮热、胸部胀满、咽喉肿痛、小儿惊风、吐泻、肘臂挛痛等病症。

【灸法】艾炷灸3~5壮;艾条灸5~10 min。

6.孔最穴

【位置】孔最穴在肘区,在尺泽穴与肱骨外上髁连线中点凹陷处。

【取穴】患者取坐位或仰卧位,肘横纹与腕横纹距离为12寸,一半就是6寸,患者自身一个拇指的宽度约为1寸。先在腕横纹上找到太渊穴,在肘横纹找到尺泽穴,两穴位连线的中点往上1寸处,即为孔最穴(图2-2-9)。

【功能】清热利咽、润肺止血。

【主治】咳嗽、气喘、咯血、咽喉肿痛、肘臂挛痛、疟疾等病症。

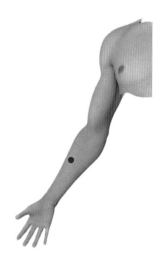

图2-2-9 孔最穴

【灸法】艾炷灸5~7壮;艾条灸5~10 min。

7.列缺穴

【位置】前臂、腕掌侧远端横纹上1.5寸,拇短伸肌腱和拇长展肌腱之间,拇长展肌腱沟的凹陷处。

【取穴】两手之拇指张开,两虎口接合成交叉形。再用右手示指压在左手之桡骨茎突之上部,示指尖到达之处即是(图2-2-10)。

【功能】通经络,散寒热。

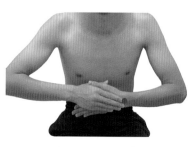

图2-2-10 列缺穴

【主治】偏正头痛、项强、口眼斜、咳嗽、气喘、咽喉肿痛、掌中热、半身不遂、溺血、小便热、阴茎痛等病症。

【灸法】艾炷灸 5～7 壮；艾条灸 5～10 min。

8. 经渠穴

【位置】在前臂掌面桡骨侧，远端腕横纹上 1 寸，桡骨茎突与桡动脉间凹陷处。

【取穴】伸臂侧掌，在掌后可找到一骨头高点即桡骨茎突，高点的下方有动脉搏动，在高点和动脉搏动的中点处即为经渠穴（图 2-2-11）。

【功能】宣肺平喘。

【主治】咳嗽、气喘、咽喉肿痛、掌中热等病症。

【灸法】艾炷灸 3～5 壮；艾条灸 5～10 min。

9. 太渊穴

【位置】在腕前区，桡骨茎突与舟状骨之间，拇长展肌腱尺侧凹陷中。

【取穴】以一只手手掌轻握另一只手手背，弯曲大拇指，大拇指指腹及甲尖垂直下按之处即是（图 2-2-12）。

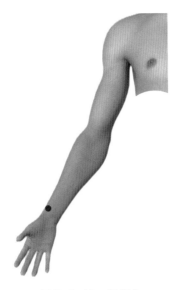

图 2-2-11 经渠穴

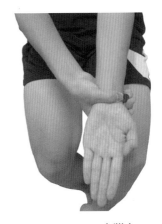

图 2-2-12 太渊穴

【功能】通脉疏经，活络止痛。

【主治】咳嗽、气喘、咯血、胸痛、咽喉肿痛、腕臂痛、无脉症等病症。

【灸法】艾条灸 5～10 min；不宜用艾炷直接灸。

10. 鱼际穴

【位置】手掌桡侧,第一掌骨桡侧中点赤白肉际处。

【取穴】在手掌侧拇指处找到第一掌骨中点,在大鱼际肌的边缘即赤白肉际处,即为鱼际穴(图2-2-13)。

【功能】疏风泄热。

【主治】咳嗽、咯血、咽喉肿痛、失声、发热等病症。

【灸法】艾炷灸3~5壮;艾条灸5~10 min。

11. 少商穴

【位置】位于手指拇指末节桡侧,指甲根角侧上方0.1寸处。

【取穴】可沿指甲桡侧边缘画一条竖线与指甲基底缘水平线的交点,即为少商穴(图2-2-14)。

【功能】苏厥救逆,利咽泄热。

【主治】咽喉肿痛、咳嗽、鼻出血、发热、昏迷、癫狂等病症。

【灸法】艾炷灸3~5壮;艾条灸5~10 min。

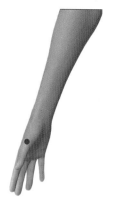 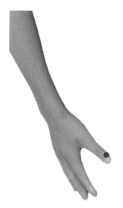

图2-2-13　鱼际穴　　　　　图2-2-14　少商穴

二、手阳明大肠经

(一)经络

1. 经络循行路线

(1)体内路线:联络肺部胸膜间隙,穿过膈肌的裂隙,向下联属大肠部位的腹膜间隙(图2-2-15)。

(2)体表路线:手阳明大肠经,(手掌部)起于示指侧指甲角,循示指桡侧第一、二掌骨之间,向上到拇长伸肌腱和拇短伸肌腱之间的间隙;(前臂部)

循桡骨桡侧缘肱桡肌与桡侧腕长、短伸肌之间的缝隙,进入肱骨外上髁桡侧的间隙;(上臂部)肱肌、喙肱肌与肱三头肌外侧头之间的缝隙,上行到肩部三角肌肌束与中部肌束之间的间隙,与颈椎部位的大穴交会后,向前下入锁骨上窝,进入体腔循行(图2-2-16)。

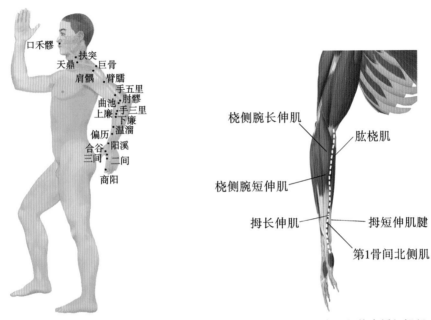

图2-2-15　手阳明大肠经　　　　图2-2-16　手阳明大肠经体表循行解剖

支脉体表循行缝隙:(头颈部)从锁骨上窝处分出,向上行于颊肌的缝隙间,进入下牙龈与牙床缝隙间。沿口唇内绕口一圈,左右交叉于人中穴处,止于鼻唇沟处的迎香穴。

2. 对应的肌筋膜线　手阳明大肠经与上肢外向筋膜线大致对应(图2-2-17)。

(1)第一背侧骨间肌的部分肌纤维起自桡侧短伸肌和长伸肌肌腱。骨间肌收缩是通过直接牵拉肌腱,或牵拉筋膜或腱鞘来进行。

(2)桡侧腕长伸肌和桡侧腕短伸肌收缩时,会向远侧端方向牵拉外侧肌间隔。

(3)部分三角肌纤维附着于外侧肌间隔的近侧部分,并将其向头部方向牵拉。有时,三角肌还会有肌纤

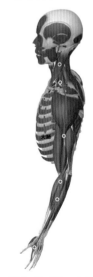

图2-2-17　上肢外向筋膜线

45

维并入肱桡肌中。

（4）三角肌收缩时，不仅会牵拉外侧肌间隔，而且还会牵拉冈上肌筋膜和斜方肌筋膜，而斜方肌筋膜为三角肌筋膜的延续。

（5）斜方肌参与肩胛的外向运动，并在颈部外向运动时与胸锁乳突肌协同作用。

3.功能　手阳明大肠经气化的主要功能是主津、主传导糟粕。

（1）主津：即参与调解体内水液代谢的功能，指大肠对水分的重吸收。

（2）主传导糟粕：指大肠将肠腑内粪便传导，经肛门排出体外。

4.艾灸与经络　艾灸手阳明大肠经可以治疗口干、鼻塞、衄血、齿痛、颈肿、喉痹、面痒、面瘫、眼珠发黄、肩前痛、臂及示指痛，以及经脉所到之处热肿或寒冷或发寒、颤抖、肠绞痛、肠鸣、泄泻。

（二）腧穴

本经一条经络共20穴，有商阳、二间、三间、合谷、阳溪、偏历、温溜、下廉、上廉、手三里、曲池、肘髎、手五里、臂臑、肩髃、巨骨、天鼎、扶突、口禾髎、迎香。下面主要介绍艾灸时会常用到的腧穴。

1.商阳穴

【位置】在手指，示指末节桡侧，指甲根角侧上方0.1寸。

【取穴】以右手轻握左手示指，左手掌背朝上，屈曲右手大拇指以指甲尖垂直掐按靠拇指侧之穴道即是（图2-2-18）。

【功能】清热消肿、开窍醒神。

【主治】咽喉肿痛、口腔炎、牙周炎、牙痛、腮腺炎、耳聋、耳鸣、热病、昏迷、胸闷、喘咳等。

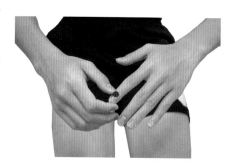

图2-2-18　商阳穴

【灸法】艾炷灸1~3壮；艾条灸3~5 min。

2.二间穴

【位置】在手指，第2掌指关节桡侧远端赤白肉际处。

【取穴】微握拳，在示指第2掌指关节前缘桡侧皮肤皱褶顶点的凹陷处即为二间穴（图2-2-19）。

【功能】解表清热、利咽、消肿止痛。

【主治】热病;咽喉肿痛、鼻衄、目痛、齿痛等五官病症;手指屈伸不利,示指疼痛。

【灸法】艾炷灸 1~3 壮;艾条灸 3~5 min。

3. 三间穴

【位置】手背部,第 2 掌指关节桡侧近端凹陷处。

【取穴】微握拳,沿示指侧向前轻推,推至第 2 掌指关节后缘桡侧凹陷处,即为三间穴(图 2-2-19)。

【功能】泻热消肿、止痛利咽、通调腑气。

【主治】目痛、咽喉肿痛、齿痛、鼻衄、扁桃体炎、腹胀、腹泻、肠炎等疾病。

【灸法】灸 3 壮。

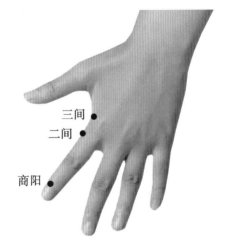

图 2-2-19　二间穴、三间穴、商阳穴

4. 合谷穴

【位置】手背部,第 2 掌骨桡侧的中点处。

【取穴】手轻握空拳,弯曲拇指与示指,两指指尖轻触、立拳,以另一只手掌轻握拳外,以大拇指指腹、垂直下压即是该穴(图 2-2-20)。

【功能】清热解表,明目聪耳、通络镇痛。

【主治】头痛、齿痛、目赤肿痛、鼻衄、痛经、发热恶寒、热病等。

【灸法】艾炷灸 3~5 壮;艾条灸 5~10 min。

5. 阳溪穴

【位置】在腕区,腕背侧远端横纹桡侧,桡骨茎突远端处。

【取穴】阳溪位于腕背横纹桡侧,手拇指上翘起时,在拇短伸肌腱与拇长伸肌腱之间的凹陷中,侧腕对掌,伸前臂取之(图 2-2-21)。

【功能】清热散风、明目利咽。

【主治】头痛、耳鸣、耳聋、齿痛、咽喉肿痛、腕臂痛等病症。

【灸法】艾炷灸 3~5 壮;艾条灸 5~10 min。

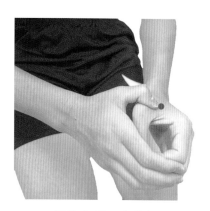

图2-2-20　合谷穴

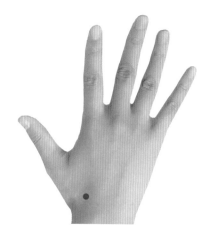

图2-2-21　阳溪穴

6.偏历穴

【位置】在前臂,腕背侧远端横纹上3寸,阳溪与曲池连线上。

【取穴】两手虎口垂直相交,中指在桡骨外侧端的凹陷处即为偏历穴(图2-2-22)。

【功能】清热利水、通经活络。

【主治】耳鸣、鼻衄、手臂酸痛、腹部胀满、水肿等。

【灸法】艾炷灸3~5壮;艾条灸5~10 min。

7.温溜穴

【位置】在前臂,腕背侧远端横纹上5寸,阳溪与曲池连线上。

【取穴】阳溪穴与曲池穴的连线中点下1寸处(图2-2-22)。

【功能】清热消肿、调理肠胃。

【主治】头痛、面肿、口舌肿痛、咽喉肿痛等头面五官病证;肠鸣、腹痛等肠腹病证;上肢及肩臂痛。

【灸法】艾炷灸3~5壮;艾条灸5~10 min。

8.下廉穴

【位置】位于前臂,肘横纹下4寸,阳溪与曲池连线上。

【取穴】坐位。伸臂,掌向下。先确定阳溪穴与曲池穴的位置,从阳溪穴与曲池穴连线的上1/3与下2/3交界处即为此穴(图2-2-23)。

【功能】理气通腑、通利关节。

【主治】头痛、目痛、眩晕、半身不遂、腹痛、腹胀、上肢麻木、肘臂痛等疾病。

【**灸法**】灸3~5壮。

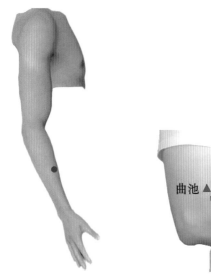

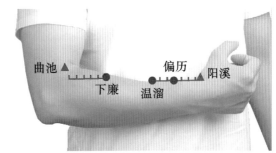

图2-2-22　温溜穴　　　　　　图2-2-23　偏历穴、下廉穴

9. 上廉穴

【**位置**】位于前臂外侧面,在阳溪穴与曲池穴连线上,肘横纹下3寸处。

【**取穴**】做阳溪穴和曲池穴的连线,从曲池穴向下量取3寸处,即为上廉穴(图2-2-24)。

【**功能**】理气通腑、通利关节。

【**主治**】头痛、目痛、眩晕、半身不遂、上肢麻木、肘臂痛、腹痛、腹胀等病症。

【**灸法**】艾炷灸3~5壮;艾条灸5~10 min。

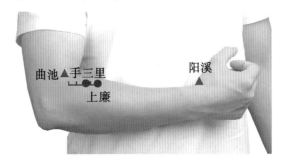

图2-2-24　上廉穴

10. 手三里穴

【位置】位于前臂,肘横纹下 2 寸,阳溪与曲池连线上。

【取穴】侧坐,一只手屈肘呈
90°,另一只手三指并拢覆于其上,示
指边缘贴住肘横纹处,与之相对的无
名指横纹处即是(图 2-2-25)。

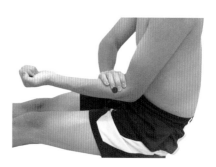

【功能】疏风清热、通经活络、理气
通腑。

【主治】齿痛,颊肿;手臂麻痛,上
肢不遂;腹痛,泄泻等。

图 2-2-25　手三里穴

【灸法】艾炷灸 5～7 壮;艾条灸
5～15 min。

11. 曲池穴

【位置】曲池穴在肘区,在尺泽穴与肱骨外上髁连线的中点处。

【取穴】需要屈肘成直角,此穴就在肘横纹的外侧端,即肱骨外上髁内缘
凹陷处(图 2-2-26)。

【功能】疏风清热、通络止痛。

【主治】手臂痹痛、上肢不遂、热病、眩晕、荨麻疹、湿疹、瘰疬、癫狂等
疾病。

【灸法】艾炷灸 5～7 壮;艾条灸 5～15 min。

12. 肘髎穴

【位置】在肘区,肱骨外上髁上缘,髁上嵴的前缘。

【取穴】屈肘,先找到曲池穴,向上量取 1 横指(1 寸)处即是(图 2-2-27)。

【功能】通经络、利关节。

【主治】肘臂部疼痛、麻木、拘挛;上肢瘫痪等。

【灸法】灸 3～7 壮。

13. 手五里穴

【位置】在臂外侧,曲池上 3 寸,曲池与肩髃连线上。

【取穴】坐位。抬臂屈肘,先取曲池穴与肩髃穴的位置,从曲池沿曲池与
肩髃连线向上 4 横指,所及肱骨桡侧缘的凹陷处即为此穴(图 2-2-27)。

【功能】理气散结、通经活络。

【主治】肘臂挛痛、风湿肿胀、咳嗽、吐血、疟疾、瘰疬、善惊、嗜卧。

【灸法】灸3~5壮。

14.臂臑穴

【位置】在臂部,曲池穴上7寸,三角肌前缘处。

【取穴】屈肘,紧握拳,上肢用力令其紧张,则上臂可见的明显隆起为三角肌,在三角肌下端偏内侧处,即为该穴(图2-2-27)。

【功能】舒筋活络,理气消痰,清热明目。

【主治】瘰疬、目疾、颈项拘急、肩臂疼痛、颈淋巴结核、肩关节周围炎。

【灸法】灸3~7壮。

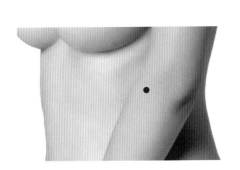

图2-2-26　曲池穴

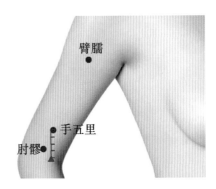

图2-2-27　臂臑穴、肘髎穴、手五里穴

15.肩髃穴

【位置】在人体肩部,三角肌上,肩峰外侧缘前端与肱骨大结节两骨间凹陷中。

【取穴】上臂平举时,肩峰外侧缘出现前后两个凹陷,肩峰外侧缘前方较深凹陷即是本穴(图2-2-28)。

【功能】清热祛风,通利关节。

【主治】肩臂疼痛、半身不遂、肩周炎、上肢瘫痪、臂神经痛、手臂挛急、瘰疬、瘾疹。

【灸法】灸7~15壮。

16.巨骨穴

【位置】位于肩胛区,锁骨肩峰端与肩胛冈之间凹陷中。

【取穴】先找到锁骨,顺着锁骨向外侧摸,摸到锁骨的肩峰端,其与肩胛的上缘之间的凹陷处就是巨骨穴(图2-2-29)。

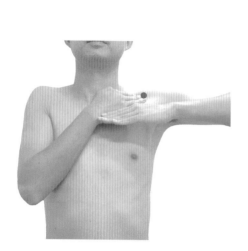

图2-2-28　肩髃穴

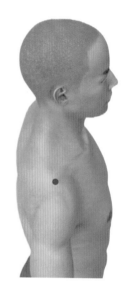

图2-2-29　巨骨穴

【功能】通经活络、理气散结。

【主治】肩臂挛痛、臂不举及瘰疬、瘿气等。

【灸法】艾炷灸3~7壮;艾条灸5~15 min。

17.口禾髎穴

【位置】在面部,横平人中沟上1/3与下2/3交点,鼻孔外缘直下。

【取穴】正坐仰靠或仰卧位,人中沟中线偏上1/3点,再向鼻孔外缘直下取穴(图2-2-30)。

【功能】清肺祛风、利鼻开窍。

【主治】鼻塞不通、鼻衄、鼻炎、面神经麻痹或痉挛等病症。

【灸法】艾炷灸3~5壮;艾条灸5~10 min。

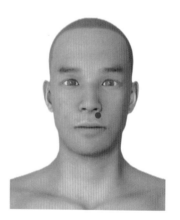

图2-2-30　口禾髎穴

18.迎香穴

【位置】在面部,鼻翼外缘中点旁,鼻唇沟中。

【取穴】正坐,双手轻握拳,示指中指并拢,中指指尖贴鼻翼两侧,示指之间所在之处即是(图2-2-31)。

【功能】散风清热、通利鼻窍。

【主治】鼻塞、鼻渊、口渴、面痒、面神经麻痹等病症。

【灸法】艾炷灸3～5壮;艾条灸5～10 min。

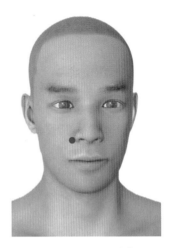

图2-2-31　迎香穴

三、足阳明胃经

(一)经络

1.经络循行路线

(1)体内路线:进入缺盆后,沿食管两侧的胸膜腔间隙,向下穿膈肌裂孔进入腹腔联属胃部的腹膜间隙,联络脾(包括胰)部位的腹膜间隙。腹腔内支脉,从胃下口分出,向下沿腹膜间隙至腹股沟处的肌肉间隙(图2-2-32)。

(2)体表路线

1)头面部:足阳明胃经,起于鼻旁,向上在鼻根部交于足太阳经,向下沿着鼻唇沟外侧,进入上牙龈与牙床缝隙间。沿口唇内绕口一圈,在唇下交会于承浆穴之后向两侧沿着下颌骨下缘至咬肌前缘的缝隙处,过咬肌高点沿着咬肌后缘向上,从下颌关节间向上穿过颧弓行于颞肌后缘缝隙,至颞肌上缘与帽状腱膜缝隙处。

2)头面部分支:从咬肌前缘大迎穴向

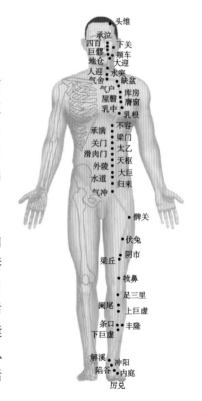

图2-2-32　足阳明胃经

下沿咽喉两侧胸锁乳突肌前缘缝隙,横入锁骨上窝进入体腔内循行。

3)躯干部:从锁骨上窝在胸大肌与锁骨下肌之间向下沿胸大肌与肋间肌之间的缝隙循行(乳头直下,正中线旁开4寸),继续向下行于腹直肌鞘与腹横肌筋膜之间的间隙(脐旁2寸),在腹股沟处肌肉间隙与体腔内行经脉相合,行于下肢体表。

4)下肢:(大腿部)行于股直肌与股外侧肌之间的间隙至髂韧带外侧与膝外侧韧带的间隙处;(小腿部)行于胫骨前肌与趾长伸肌之间至踝部;(足部)沿第2、3跖骨之间,于骨间肌的缝隙中行至第2脚趾外侧指甲角(图2-2-33)。

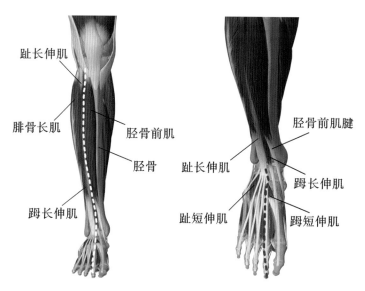

图2-2-33 足阳明胃经体表循行解剖

2.对应的肌筋膜线 足阳明胃经与躯干-下肢前向筋膜线大致对应(图2-2-34)。

躯干-下肢前向筋膜线的分析如下。

(1)面肌通过与颈阔肌连接与胸腰筋膜相联合。

(2)胸锁乳突肌与腹直肌胸骨附着点相互连接,但由于胸骨坚硬,并不存在胸部前向运动。

(3)腹直肌分为左右两部分,并通过穿过肚脐上方的肌腱连接上覆筋膜形成筋膜张肌。

(4)骨盆的前向运动由部分腹直肌和部分髂腰肌共同完成,并向下连接股四头肌的股内侧肌。

（5）阔筋膜覆盖在四头肌上，通过髂腰肌控制近端张力，并通过股内侧肌和股外侧肌控制远端张力。

（6）股四头肌腱可以拉伸腿前方近端的筋膜。

（7）趾长伸肌和踇长伸肌协同胫骨前肌完成踝前伸。

（8）小腿前腔室强大的肌肉带动足向前运动。

3. 功能　足阳明胃经气化的主要功能是主受纳腐熟水谷、主通降。

（1）主受纳腐熟水谷：饮食物入口，经过食道，容纳并暂存于胃腑的过程称之为受纳，胃主受纳功能是胃主腐熟功能的基础，也是整个消化功能的基础。饮食物经过胃初步消化，其精微物质由脾之运化而营养周身，未被消化的食物则下行于小肠，完成消化过程。阳明经是人体养分吸收和消化的重要经脉。

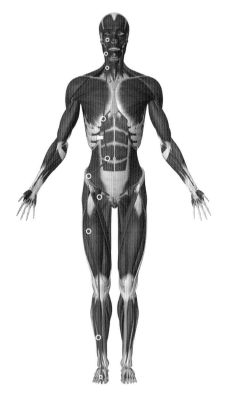

图 2-2-34　躯干-下肢前向筋膜线

（2）主通降：通降是降浊，胃主通降是受纳腐熟的前提条件。胃失通降，可以出现纳呆脘闷、胃脘胀满或疼痛、大便秘结等降浊不利之症，或恶心、呕吐、呃逆、嗳气等胃气上逆之候。脾胃居中，为人体气机升降的枢纽。胃气不降，不仅直接导致中焦不和，影响六腑的通降，甚至影响全身的气机升降，从而出现各种病理变化。

4. 艾灸与经络　足阳明胃经主治：慢性胃炎、消化性溃疡、胃痛、腹胀、水肿、咽喉肿痛、气喘、三叉神经痛、躁狂；热病、鼻塞流涕或出血、口歪、唇生疮疹、颈部肿、大腹水肿、膝关节肿痛。

（二）腧穴

本经一条经络共45穴，分别有四白、人迎、水突、气户、库房、屋翳、膺窗、乳中、乳根、不容、承满、关门、太乙、滑肉门、外陵、大巨、归来、髀关、伏兔、阴市、梁丘、犊鼻、足三里、上巨虚、条口、下巨虚、丰隆、解溪、冲阳、缺盆、气舍、梁门、天枢、陷谷、承泣、巨髎、水道、气冲、头维、下关、颊车、大迎、地仓、内庭、厉兑。下面主要介绍艾灸时会常用到的腧穴。

1. 足三里穴

【位置】在小腿外侧,犊鼻下3寸。

【取穴】站位弯腰,同侧手虎口围住髌骨上外缘,其余4指向下,中指指尖处(图2-2-35)。

【功能】和胃健脾、通腑化痰。

【主治】胃痛、呕吐、腹胀、腹泻、痢疾、便秘、乳痈、肠痈、下肢痹痛、水肿、癫狂、脚气、消化不良、胃肠功能紊乱等病症。

【灸法】艾炷灸5~10壮;艾条灸10~30 min。可重灸。

2. 上巨虚穴

【位置】小腿外侧,当犊鼻穴下6寸,距胫骨前缘一横指。

【取穴】正坐,屈膝90°,手掌横纹对髌骨(左手对左腿,右手对右腿),手指朝向下,无名指指端处即是该穴(图2-2-36)。

【功能】理气和胃、调和肠腹。

【主治】肠鸣、腹痛、腹胀、腹泻、便秘、肠痈、下肢痿痹、脚气等病症。

【灸法】艾炷灸5~10壮;艾条灸10~30 min。

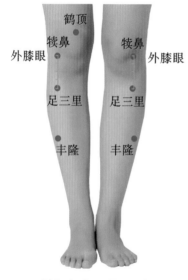

图2-2-35 足三里穴

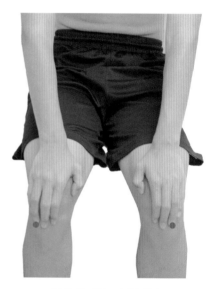

图2-2-36 上巨虚穴

3.丰隆穴

【位置】在小腿外侧,外踝尖上8寸,胫骨前肌的外缘。

【取穴】在外膝眼(犊鼻)与外踝前缘平外踝尖处连线的中点,距胫骨前嵴约2横指处(图2-2-37)。

【功能】健脾和胃、止咳平喘、化痰开窍、行气降逆。

【主治】头痛、眩晕、痰多咳嗽、呕吐、便秘、水肿、癫狂、下肢痿痹。

【灸法】艾炷灸3~7壮;艾条灸5~15 min。

4.解溪穴

【位置】在踝区,踝关节前面中央凹陷中,蹈长伸肌腱与趾长伸肌腱之间。

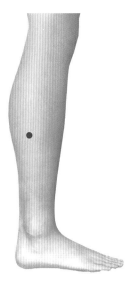

图2-2-37　丰隆穴

【取穴】正坐,抬一足放在自己坐的椅上,用同侧的手掌抚膝盖处,大指在上、四指指腹循胫骨直下至足腕处,在系鞋带处、两筋之间的凹陷即是该穴(图2-2-38)。

【功能】清胃降逆、镇惊宁神。

【主治】下肢痿痹、踝关节病、足下垂等下肢、踝关节疾患;头痛、眩晕;癫狂;腹胀,便秘。

【灸法】艾炷灸3~7壮;艾条灸5~10 min。

5.冲阳穴

【位置】在足背最高处,当蹈长伸肌腱与趾长伸肌腱之间,足背动脉搏动处。

【取穴】拇指在足部第二、三趾间向上滑动,直到骨间缝隙消失,继续滑动到足背部高骨处。在这个位置,可以感受到血管搏动,即冲阳穴所在(图2-2-39)。

【功能】健脾和胃、镇惊安神。

【主治】胃痛腹胀;口眼歪斜;足痿无力;善惊、狂疾。

【灸法】艾炷灸3~7壮;艾条灸5~15 min。

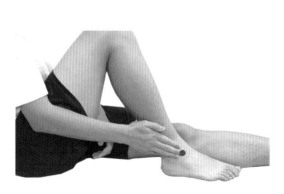
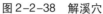
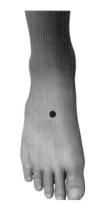

图2-2-38　解溪穴　　　　　　　　图2-2-39　冲阳穴

6.缺盆穴

【位置】位于颈外侧区,锁骨上大窝,锁骨上缘凹陷中,前正中线旁开4寸。

【取穴】坐位或仰卧位,锁骨上方的凹陷即为锁骨上窝,在锁骨上窝的中点处即为缺盆穴(图2-2-40)。

【功能】宣散外邪、止咳定喘、通络止痛。

【主治】瘰疬,咳嗽,气喘,咽喉肿痛,扁桃体炎、颈肩部疼痛等。

【灸法】艾炷灸3~5壮;艾条灸5~10 min。

7.气舍穴

【位置】在颈部,锁骨上小窝内,锁骨胸骨端上缘,胸锁乳突肌胸骨头与锁骨头中间的凹陷处。

【取穴】仰靠或仰卧,在天突穴两旁,胸锁乳突肌胸骨头、锁骨头与锁骨构成的凹陷中即是(图2-2-41)。

【功能】理气止痛、降逆平喘。

【主治】咽喉肿痛、食难下咽、气喘、胸闷、呃逆、瘿气、瘰疬、颈项强痛等病症。

【灸法】艾炷灸3~5壮;艾条灸5~10 min。

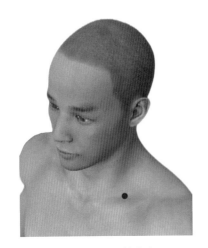

图 2-2-40 缺盆穴

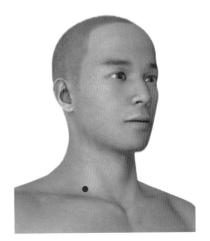

图 2-2-41 气舍穴

8. 梁门穴

【位置】位于上腹部,脐中上 4 寸,前正中线旁 2 寸。

【取穴】仰卧或正坐,一只手五指并拢,横放,小指指尖腹贴于肚脐,拇指所在之处即是(图 2-2-42)。

【功能】和胃降逆、消积化滞。

【主治】胃痛、呕吐、腹胀、纳呆、乏力、便溏等不适,以及消化性溃疡、慢性胃炎等胃部疾病。

【灸法】艾炷灸 5 ~ 7 壮;艾条灸 5 ~ 10 min。

9. 天枢穴

【位置】位于腹部,横平脐中,前正中线旁开 2 寸。

【取穴】仰卧或正坐,双手手背向外,拇指与小指弯曲,中间三指并拢,以示指指腹贴于肚脐,无名指所在之处即是(图 2-2-43)。

【功能】理气止痛,活血散瘀,清利湿热。

【主治】腹痛、腹胀、便秘、腹泻、痢疾等胃肠病证,月经不调、痛经等妇科病证。

【灸法】艾炷灸 5 ~ 7 壮;艾条灸 10 ~ 15 min。

10. 陷谷穴

【位置】正坐,抬起一只腿,同侧手示指中指并拢,示指放在第一脚趾与第二脚趾缝之间,中指指腹所在即是(图 2-2-44)。

【取穴】在足背,第2、3跖骨结合部前方凹陷处。

【功能】调和肠胃、健脾利水。

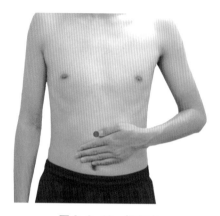

图 2-2-42　梁门穴

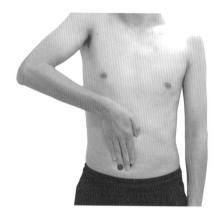

图 2-2-43　天枢穴

【主治】面目浮肿,肠鸣腹泻,足背肿痛,热病,目赤肿痛;急慢性胃炎,急性肠炎等。

【灸法】艾炷灸3~7壮;艾条灸5~15 min。

11.承泣穴

【位置】在面部,眼眶与眶下缘之间,瞳孔直下。

【取穴】正坐或仰卧位,眼睛直视前方。示指、中指并拢伸直,中指紧贴鼻翼两侧,此时示指与下眼眶上缘相交处即为此穴(图2-2-45)。

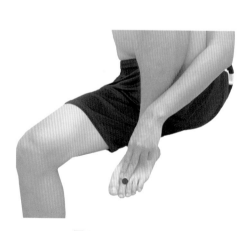

图 2-2-44　陷谷穴

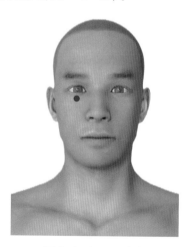

图 2-2-45　承泣穴

【功能】散风清热、疏邪明目。

【主治】眼睑瞤动、迎风流泪、夜盲、近视等目疾;口眼歪斜、面肌痉挛等。

【灸法】艾炷灸 1 ~ 3 壮;艾条灸 3 ~ 5 min。

12. 四白穴

【位置】在面部,眶下孔处。

【取穴】患者取正坐位,直视前方。在瞳孔直下,沿眼眶骨向下可触及一凹陷(眶下孔),按之酸胀处,即为四白穴(图2-2-46)。

【功能】散风明目、舒筋活络。

【主治】目赤肿痛、近视、目翳等眼部病症;口眼歪斜、面痛、面肌痉挛、头痛等头面部病症。

【灸法】艾炷灸 1 ~ 3 壮;艾条灸 3 ~ 5 min。

13. 巨髎穴

【位置】在面部,横平鼻翼下缘,瞳孔直下。

【取穴】在瞳孔直下到颧骨下缘的凹陷处(图2-2-47)。

【功能】清热息风、明目退翳、通经活络。

【主治】口角歪斜、面痛、鼻衄、齿痛、唇颊肿等病证。

【灸法】艾炷灸 3 ~ 5 壮;艾条灸 5 ~ 10 min。

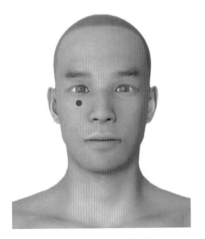

图2-2-46　四白穴

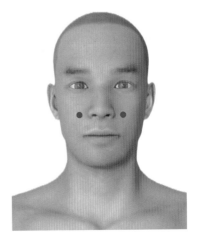

图2-2-47　巨髎穴

14. 水道穴

【位置】下腹部当脐中下 3 寸,前正中线旁开 2 寸。

【取穴】正坐或仰卧,右手五指并拢,将拇指放于肚脐处,小指指尖的位置即是(图2-2-48)。

【功能】利水消肿、调经止痛。

【主治】小腹胀满、小便不利、疝气、痛经、腹痛、便秘等病症。

【灸法】艾炷灸5~7壮;艾条灸10~15 min。

15. 气冲穴

【位置】在腹股沟,耻骨联合上缘,前正中线旁开2寸,动脉搏动处。

【取穴】仰卧,耻骨联合上缘,当脐下5寸,旁开3横指处即是(图2-2-49)。

【功能】调理气血、通经活络、温中散寒。

【主治】痛经、月经不调、功能性子宫出血、不孕症、疝气等病症。

【灸法】艾炷灸3~5壮;艾条灸5~10 min。

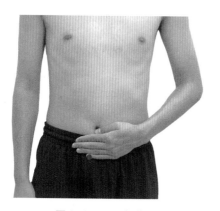

图2-2-48　水道穴

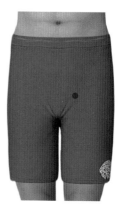

图2-2-49　气冲穴

16. 头维穴

【位置】在头侧部,当额角发际上0.5寸,头正中线旁4.5寸。

【取穴】正坐或仰靠、仰卧,示指与中指并拢,中指指腹位于头侧部发际里发际点处,示指指腹所在处即是头维穴(图2-2-50)。

【功能】息风镇痉、清利头目、止痛。

【主治】头痛、目眩、目痛、迎风流泪、眼睑𥆧动、视物不明等。

【灸法】艾炷灸1~3壮;艾条灸3~5 min。

17. 下关穴

【位置】面部耳前方,颧弓与下颌切迹形成的凹陷中。

【取穴】正坐或仰卧、仰靠,闭口,手掌轻握拳,示指和中指并拢,示指贴于耳垂旁,中指指腹所在位置即是下关穴(图2-2-51)。

【功能】通关利窍、活血止痛。

【主治】牙关不闭、面瘫、齿痛、口眼歪斜等面口病症,耳聋、耳鸣等耳疾。

【灸法】艾炷灸 1~3 壮;艾条灸 3~5 min。

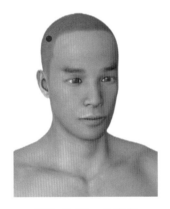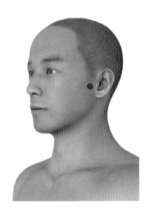

图2-2-50　头维穴　　　　　　　　　图2-2-51　下关穴

18. 颊车穴

【位置】在面部,下颌角前上方 1 横指(中指)。

【取穴】正坐或仰卧,轻咬牙,双手大、小指稍曲,中间三指伸直,中间三指放于下巴颊部,中指指腹压在咬肌隆起处即是颊车穴(图2-2-52)。

【功能】散风清热、开关通络。

【主治】口眼歪斜、颊肿、齿痛、牙关紧闭、颈项强痛、失音等病症。

【灸法】艾炷灸 1~3 壮;艾条灸 3~5 min。

19. 大迎穴

【位置】在面部,下颌角前方,咬肌附着部前缘凹陷中,面动脉搏动处。

【取穴】正坐微仰头或仰卧位,当闭口鼓气时,下颌角前下方即出现一沟形凹陷中取穴(图2-2-53)。

【功能】息风止痛、消肿活络。

【主治】牙关紧闭、齿痛、口噤、颊肿、面肿、面痛、面神经麻痹、面肌痉挛、腮腺炎等。

【灸法】艾炷灸 1~3 壮;艾条灸 3~5 min。

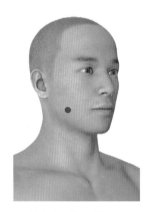 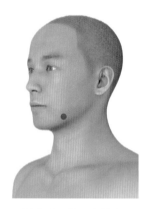

图 2-2-52　颊车穴　　　　　图 2-2-53　大迎穴

20. 地仓穴

【位置】在面部,口角旁开 0.4 寸(指寸)。

【取穴】正坐或仰卧,轻闭口,举两手,用示指指甲垂直下压唇角外侧两旁即是地仓穴(图 2-2-54)。

【功能】疏通经络、祛风止痛、舒筋活血。

【主治】口歪、眼睑𥆧动、流涎、面痛、齿痛、颊肿等头面五官病证。

【灸法】艾炷灸 1 ~ 3 壮;艾条灸 3 ~ 5 min。

21. 内庭穴

【位置】位于足背第 2、3 趾间,趾蹼缘后方赤白肉际处。

【取穴】在足背,第 2、3 趾间缝纹端(图 2-2-55)。

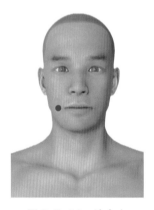 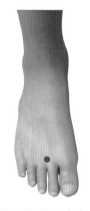

图 2-2-54　地仓穴　　　　　图 2-2-55　内庭穴

【功能】清降胃火、调理肠腑。

【主治】腹痛、泄泻、便秘、齿痛、鼻出血、足背肿痛等。

【灸法】艾炷灸 3~7 壮；艾条灸 5~15 min。

四、足太阴脾经

（一）经络

1. 经络循行路线

（1）体内路线

1）体腔：从腹股沟处进入体腔后，联属脾部（包括胰）的腹膜间隙，联络胃部位的腹膜间隙。向上穿过膈肌食管裂孔沿食管周围的胸膜间隙向上到达舌根部，散布舌下的黏膜间隙（图 2-2-56）。

2）腹腔内支：从胃部经脉分出，向上穿过膈肌主动脉裂孔，随主动脉根部胸膜进入心包。

（2）体表路线

1）下肢：（足部）足太阴脾经起于足大趾内侧指甲角，过第一跖趾关节处，沿第一跖骨与足底内侧肌群的缝隙处，至内踝前下与足舟骨的缝隙。（小腿部）向上行于胫骨后肌与趾长屈肌之间的缝隙至膝关节髌韧带与外侧副韧带之间。（大腿部）上行于股直肌与股内侧肌之间的缝隙，行至腹股沟处进入体腔循行（图 2-2-57）。

2）胸腹部：循行于腹部腹内外斜肌

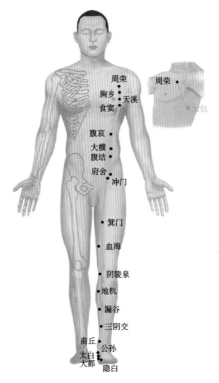

图 2-2-56　足太阴脾经

和腹横肌之间（前正中线旁开 4 寸）和胸部前锯肌与肋间肌之间的缝隙（前正中线旁开 6 寸），至第 2 肋间隙周荣穴后折向腋下，络于大包穴（脾之大络，出渊腋下 3 寸，布胸胁）。

2. 对应的肌筋膜线　足太阴脾经与躯干-下肢内旋筋膜线大致对应（图 2-2-58）。

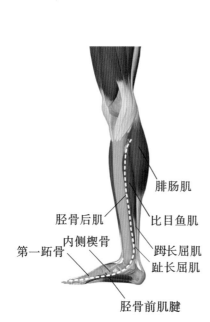

胖肠肌
胫骨后肌
比目鱼肌
内侧楔骨
第一跖骨
蹞长屈肌
趾长屈肌
胫骨前肌腱

图 2-2-57　足太阴脾经体表循行解剖

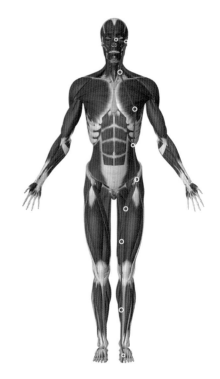

图 2-2-58　躯干–下肢内旋筋膜线

躯干–下肢内旋筋膜线的分析如下。

（1）为了准确描述运动,可将头、颈、胸、腰、骨盆分成左右两半,对应左右下肢。

（2）基于所牵动的下颌骨旋转运动,翼突间筋膜类似于头部内旋转运动的感知运动元素。蝶下颌韧带的翼状肌筋膜与斜角肌上方的颈深筋膜中层相连,而斜角肌又与部分胸锁乳突肌进行颈部内旋运动。

（3）颈深筋膜中层与附着在第一肋骨之上的斜角肌连接,然后直入肋间肌筋膜。

（4）因胸骨硬度问题,无法进行胸部内旋运动,肋间肌单侧收缩使胸部固定,可进行头颈部内旋和腰部内旋。

（5）腹部的内斜肌与横肌负责前拉活动,斜肌附着在骨盆内腹股沟韧带之上。由于这种附着关系,使得其可协调及感知躯干的内旋运动,让斜肌筋膜能就近运用张力。

（6）骨盆内旋运动的肌筋膜单元位于髂前上棘下方。阔筋膜张肌起于这里的骨突,当大腿是在开链时,完成髋部的内旋运动。当腿稳定地站在地面上时,即腿做闭链运动,他完成骨盆的内旋运动。

(7)腹股沟韧带调节腿部外旋和内旋之间的平衡。

(8)阔筋膜张肌和长收肌一起参于髋关节的内旋运动。

(9)踝部内旋转运动是由两块胫骨肌和蹈长屈肌完成。

(10)足向内侧的旋转或足前部内部的偏离,主要由蹈外展肌完成。

3.功能　足太阴脾经的主要功能是主运化,行津液;主生血统血;主升清;主肌肉和四肢;藏意。

(1)主运化,行津液:脾主运化,指脾具有将水谷化为精微,并将精微物质转输至全身各脏腑组织的功能。包括对营养物质的消化、吸收和运输等多方面。

那么脾如何行津液呢? 中医所谓血与津液异名同类,都是液体物质。血中液体成分完成了物质交换,渗出血管就变成人体组织液,即所谓津液,脾在将水谷营养运化到全身的同时也将津液布散到周身。组织液在人体分布的范围很大,全身脏腑器官及各类组织都是在组织液的营养和包围之中,这些液体都归脾所统管。

(2)主生血统血:脾主生血,指脾有生血的功能。脾主统血,"统"是统摄、控制的意思。

主生血,脾为后天之本,气血生化之源。脾运化的水谷精微是生成血液的主要物质基础。

主统血,脾气能够约束和控制血液的流动,使之正常运行而不致溢于血脉之外。脾统血的作用是通过气摄血作用来实现的。

(3)主升清:脾主升清是指脾具有将水谷精微吸收上输于心、肺、头目,再通过心肺的化气生血作用营养全身的作用,并维持人体内脏位置相对恒定。

(4)主肌肉和四肢:《素问·痿论》曰:"脾主身之肌肉。"是指通过脾气的布散、升清和散精作用,将其运化的水谷精微输送至人体的四肢肌肉,以维持四肢的正常生理活动。四肢、肌肉的活动能力及肌肉的发达健壮与脾的功能密切相关。

(5)藏意:脾藏意,指的是人宁静安详的心理状态,也是有节律的心理状态,对此深层次的理解是心宁静有助于脾的运化功能的完成,这一点在治疗心理精神方面的疾病时会有一定的启发。

4.艾灸与经络　足太阴脾经失调主要与运化功能失调有关。足太阴脾经主治腹胀、便溏、下痢、胃脘痛、嗳气、身重无力、舌根强痛、下肢内侧肿胀等。

（二）腧穴

本经一条经络共 21 穴,分别有隐白、大都、太白、公孙、商丘、三阴交、漏谷、地机、阴陵泉、血海、箕门、冲门、府舍、腹结、大横、腹哀、食窦、天溪、胸乡、周荣、大包。下面主要介绍艾灸时会常用到的腧穴。

1.血海穴

【位置】在股前区,髌底内侧端上 2 寸,股内侧肌隆起处。

【取穴】屈膝90°,医者以左手掌心按于患者右膝髌骨上缘,手第 2 ~ 5 指向上伸直,拇指呈45°斜置,当拇指尖下取穴(图 2-2-59)。

【功能】调经统血,凉血止痒。

【主治】月经不调、痛经、经闭等妇科病;荨麻疹(瘾疹)、湿疹、丹毒等血热性皮肤病等。

【灸法】艾炷灸 3 ~ 5 壮;艾条灸 5 ~ 10 min。

2.阴陵泉穴

【位置】阴陵泉位于小腿内侧,胫骨内侧髁下缘与胫骨内侧缘之间的凹陷中。

【取穴】坐位,首先用示指沿着小腿内侧向上推,然后抵达膝关节下,最后胫骨向内上弯曲,有一凹陷,即胫骨内侧髁下缘的凹陷处,约与膝下高骨(胫骨粗隆)下缘平齐,此处即为阴陵泉穴(图 2-2-60)。

【功能】健脾渗湿、益肾固精。

【主治】腹胀、泄泻、水肿、黄疸、急慢性肠炎、细菌性痢疾、尿潴留、膝关节及周围组织疾患。

【灸法】艾炷灸 3 ~ 5 壮;艾条灸 5 ~ 10 min。

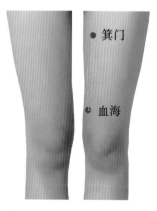

图 2-2-59　血海穴、箕门穴

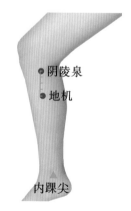

图 2-2-60　阴陵泉穴、地机穴

3. 地机穴

【位置】小腿内侧,阴陵泉下3寸,胫骨内侧缘后际。

【取穴】正坐,将一只脚翘起,置放于另一条腿膝上。另一侧手五指并拢,拇指放在内膝眼处,小指指尖所在位置即是(图2-2-61)。

【功能】健脾渗湿、调经止带。

【主治】月经不调、腹泻、水肿、小便不利等病症。

【灸法】艾炷灸3～7壮;艾条灸5～10 min。

4. 漏谷穴

【位置】在小腿内侧,内踝尖上6寸,胫骨内侧缘后际。

【取穴】侧坐或仰卧位。从内踝尖直上两个4横指,在胫骨内侧缘,按压有酸胀感处即为此穴(图2-2-62)。

【功能】健脾消肿、渗湿利尿。

【主治】腹胀、肠鸣,小便不利,遗精,下肢痿痹等疾病。

【灸法】艾炷灸3～5壮;艾条灸5～10 min。

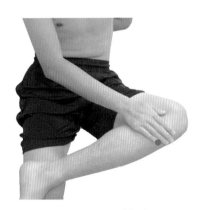

图2-2-61　地机穴

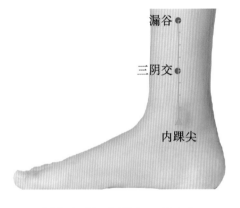

图2-2-62　漏谷穴、三阴交穴

5. 三阴交穴

【位置】位于小腿内侧,当足内踝尖上3寸,胫骨内侧缘后方。

【取穴】正坐,抬脚置另一腿上,以另一侧手除拇指外的四指并拢伸直,并将小指置于足内踝上缘处,则示指下,踝尖正上方胫骨边缘凹陷处即是该穴(图2-2-63)。

【功能】活血调经,益气健脾,培补肝肾。

【主治】腹胀、腹泻、消化不良、心悸、失眠、高血压性水肿、遗精、阳痿、遗尿、早泄、月经失调、痛经、带下病、疝气、湿疹等病症。

【灸法】艾炷灸 5~7 壮;艾条灸 10~15 min。

6. 商丘穴

【位置】位于内踝前下方凹陷中,当舟骨结节与内踝尖连线的中点处。

【取穴】正坐屈膝,把一只脚抬起,放另一腿上,用同侧手示指腹指放在内踝尖上,中指指腹所在位置即是(图 2-2-64)。

【功能】健脾化湿、通调肠胃。

【主治】腹胀、肠鸣、腹泻、便秘、消化不良、足踝痛、神经性呕吐、急慢性胃炎、肠炎等。

【灸法】艾炷灸 3~5 壮;艾条灸 5~10 min。

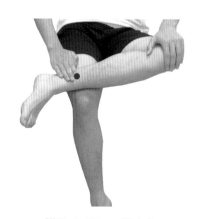
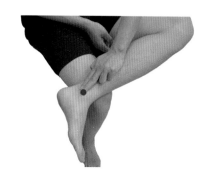

图 2-2-63　三阴交穴　　　　　　　图 2-2-64　商丘穴

7. 公孙穴

【位置】在足内侧,第 1 跖骨底的前下缘赤白肉际处。

【取穴】正坐,将左足翘起放在右腿上。将另一侧手的示指与中指并拢,中指位于足内侧大趾的关节后,则示指所在位置即是(图 2-2-65)。

【功能】健脾化湿、和胃理中。

【主治】胃痛、呕吐、腹痛、腹泻、痢疾等脾胃肠腑病证;心烦、失眠、狂证等神志病证。

【灸法】艾炷灸 3~5 壮;艾条灸 5~10 min。

8. 太白穴

【位置】足大趾内侧缘,第一跖趾关节近端赤白肉际凹陷处。

【取穴】于足内侧缘,第 1 跖骨小头后下方即是(图 2-2-66)。

【功能】健脾化湿、理气和胃。

【主治】腹胀、腹痛、腹泻、肠鸣、腹痛、胃痛、体重节痛("体重"指身体沉重,行动不便;"节痛"即关节疼痛)等疾病。

【灸法】艾炷灸 3～5 壮;艾条灸 5～10 min。

9. 大都穴

【位置】在足趾,第 1 跖趾关节远端赤白肉际凹陷中。

【取穴】正坐或仰卧位。在足大趾内侧,第 1 跖趾关节前下方,赤白肉际处可触及一凹陷,按压有酸胀感,即为大都穴(图 2-2-66)。

【功能】健脾和中、散发脾热。

【主治】腹胀、胃痛、呕吐、腹泻、便秘等脾胃病证;热病无汗,手足逆冷。

【灸法】艾炷灸 3～5 壮;艾条灸 5～10 min。

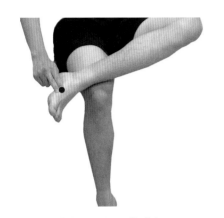

图 2-2-65 公孙穴

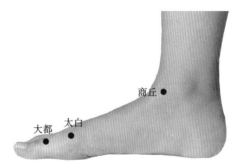

图 2-2-66 太白穴、大都穴、商丘穴

10. 周荣穴

【位置】在胸部,第 2 肋间隙,前正中线旁开 6 寸。

【取穴】仰卧位,胸骨角水平线与锁骨中线的交叉点即是该穴。(图 2-2-67)。

【功能】宽胸理气、降逆止咳。

【主治】胸胁胀满、咳唾秽脓、胸胀痛、气喘、食不下等病症。

【灸法】艾炷灸 3～5 壮;艾条灸 5～10 min。

11. 大包穴

【位置】在胸外侧区,第 6 肋间隙,在腋中线上。

【取穴】侧卧举臂,于第 6 肋间隙之腋中线侧方取穴,或在腋中线上,从乳头所在第 4 肋间隙向下摸取两个肋间隙处即是(图 2-2-68)。

【功能】统血养经、宽胸止痛。

【主治】气喘、胸胁痛、全身疼痛、四肢无力等。

【灸法】艾炷灸 3～5 壮;艾条灸 5～10 min。

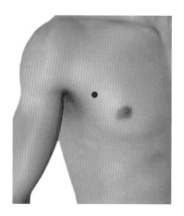 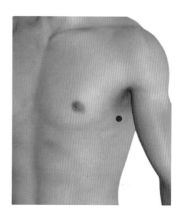

图 2-2-67　周荣穴　　　　　　　图 2-2-68　大包穴

12. 大横穴

【位置】腹部,脐中旁开 4 寸。

【取穴】正坐或仰卧,右手五指并拢,手指朝下,将拇指放于肚脐处,则小指边缘与肚脐所对之处即是。再依此法找出左边穴位(图 2-2-69)。

【功能】理气止痛、通调腑气。

【主治】腹痛、腹泻、便秘等脾胃病症。

【灸法】艾炷灸 3～5 壮;艾条灸 5～10 min。

13. 府舍穴

【位置】位于下腹部,脐中下 4.3 寸,前正中线旁开 4 寸。

【取穴】仰卧位取穴,肚脐沿前正中线向下量 5 横指,再水平旁开 5 横指处即是该穴(图 2-2-70)。

【功能】健脾消满,理中和胃。

【主治】腹痛、腹满积聚、霍乱吐泻、疝气、子宫附件炎、腹股沟淋巴结炎等疾病。

【灸法】艾炷灸 3～5 壮;艾条灸 5～10 min。

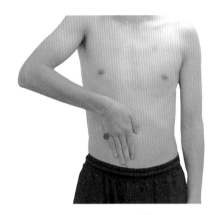

图 2-2-69　大横穴

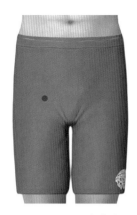

图 2-2-70　府舍穴

14. 隐白穴

【位置】位于足大趾末节内侧,趾甲根角侧后方 0.1 寸。

【取穴】正坐,把一只脚抬起,放置另一大腿上。用另一只手大拇指按压足大趾内侧趾甲角旁即是(图 2-2-71)。

【功能】调经统血、健脾宁神。

【主治】足趾痛;月经过多、崩漏;便血、尿血;癫狂、多梦、惊风等病症。

【灸法】艾炷灸 5~7 壮;艾条灸 10~15 min。

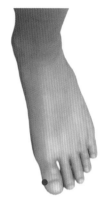

图 2-2-71　隐白穴

五、手少阴心经

(一)经络

1. 经络循行路线

(1)体内路线:手少阴心经,起于心内膜下间隙处,联属心部的包膜,向下穿膈肌裂孔,联络小肠周围的腹膜间隙(图 2-2-72)。

体腔内支脉:从心脏相连的大血管向上沿食管两侧的胸膜缝隙向上一直进入颅腔,连接眼球后部的血管神经间隙。

体腔内直行主干:从心脏相连的大血管间隙折返至肺部胸膜间隙,沿腋下横行出于体表。

(2)体表路线:(上臂部)从腋窝深处胸大肌与肱二头肌短头之间的间隙,向下沿肱二头肌内侧缘与肱肌之间的缝隙下行肘关节内侧;(前臂部)沿尺侧腕屈肌与掌长肌、指浅屈肌之间的缝隙至腕部豌豆骨内侧;(手部)沿掌内第五掌骨桡侧与小鱼际肌桡侧缝隙至小指桡侧指甲角(图2-2-73)。

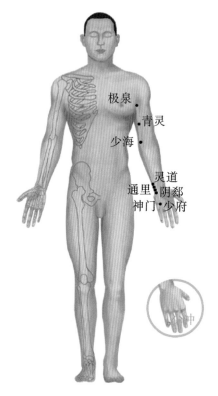

图2-2-72　手少阴心经

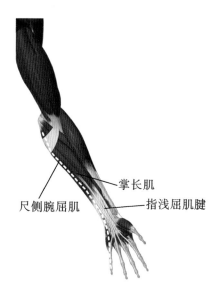

图2-2-73　手少阴心经体表循行解剖

2. 对应的肌筋膜线　手少阴心经与上肢内向筋膜线大致对应(图2-2-74)。上肢内向筋膜线的分析如下。

(1)在手指内收时,小指短屈肌和小指对掌肌、尺侧腕屈肌共同拮抗掌侧骨间肌,并牵拉前臂筋膜。

(2)尺侧腕屈肌的尺骨头起点,负责腕关节内向活动;肱骨头起点,帮助稳定肘关节。

(3)尺侧腕屈肌收缩,可向远侧端牵拉上臂的内侧肌间隔;而同样起自内侧肌间隔的部分喙肱肌纤维,会产生向近侧端方向的反向牵拉力。

(4)内侧肌间隔融合到腋筋膜中。腋筋膜是上肢内收的两大主要肌肉

(胸大肌和背阔肌)的腱性延伸增大处。

(5)覆盖喙肱肌的筋膜的近侧端,在腋部参与上肢纤维弓的形成,该纤维弓与腋弓相连,后者继续与前锯肌筋膜相延续。

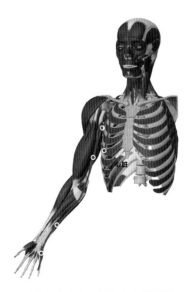

图2-2-74　上肢内向筋膜线

3.功能　手少阴心经的主要功能是主血脉;主神志。

(1)主血脉:心主血脉,指心有主管血脉和推动血液循行于脉中的作用,包括主血和主脉两个方面。

心要完成主血脉的生理功能,必须具备三个条件:其一,心脏的正常搏动,主要依赖于心阳的作用;心阳充沛,才能维持正常的心力、心率和心律,血液才能在脉内正常地运行。其二,心血充盈。其三,血脉络脉通道的滑利通畅。所以,心阳充沛、血液充盈和脉道通利是心发挥主血脉生理功能的前提条件。

心主血脉的生理作用有行血,心气推动血液在脉内循环运行;生血,即令血液不断得到补充。

(2)主神志:心主神志,又称心藏神。其生理作用有如下两种。

1)主思维、意识、精神:人接受和反映客观外界事物,进行精神、意识、思维活动,这种功能称之为“任物”。任,是接受、担任、负载之意。心的“任物”功能正常,人才会产生精神和思维活动,有正常的认知能力和思辨、思考的能力,能够对外界事物做出判断。

2)主宰生命活动:中医学从整体观念出发,认为人体的一切精神意识思维活动,都是脏腑生理功能的反映。

4.艾灸与经络　手少阴心经支脉从心系上夹于咽部,心经有热则咽干。手少阴心经主治:心胸病、头痛、晕眩、精神病、失眠、忧郁等症。

(二)腧穴

本经一条经络共9穴,分别有青灵、少海、灵道、通里、阴郄、神门、少府、少冲、极泉。下面主要介绍艾灸时会常用到的腧穴。

1.青灵穴

【位置】前臂区,肘横纹上3寸,肱二头肌内侧沟中。

【取穴】患者取坐位或直立位,将前臂伸直外展,找到肱二头肌的内侧沟,在肘横纹上3寸,肱二头肌的内侧沟当中即是(图2-2-75)。

【功能】通络止痛。

【主治】头痛,振寒;胁痛,肩臂疼痛等局部不适。

【灸法】艾炷灸3~5壮;艾条灸5~10 min。

2.少海穴

【位置】位于肘前区,横平肘横纹,肱骨内上髁前缘。

【取穴】屈肘,肘横纹内侧端与肱骨内上髁连线的中点处(图2-2-75)。

【功能】宽胸理气、舒筋活血。

【主治】头晕目眩、心痛、癫狂、肘臂麻木酸痛、肋间神经痛等。

【灸法】艾炷灸3~5壮;艾条灸5~10 min。

3.灵道穴

【位置】在前臂前区,腕掌侧远端横纹上1.5寸,尺侧腕屈肌腱的侧缘。

【取穴】患者取平卧位或坐位,在腕掌侧远端横纹尺侧端找到尺侧腕屈肌腱,在尺侧腕屈肌腱的桡侧缘,腕掌侧远端横纹上1.5寸的位置即是(图2-2-76)。

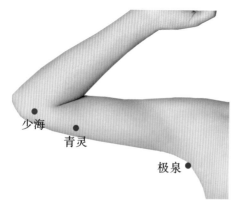

图2-2-75 青灵穴、少海穴、极泉穴

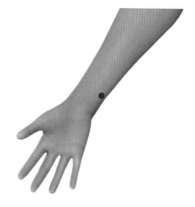

图2-2-76 灵道穴

【功能】宁心安神,活血通络。

【主治】心悸、怔忡、心痛、暴喑不能言、悲恐善笑、肘臂挛痛等病症。

【灸法】艾炷灸 3~5 壮;艾条灸 5~10 min。

4. 通里穴

【位置】前臂前区,腕掌侧远端横纹上 1 寸,尺侧腕屈肌腱的桡侧缘。

【取穴】正坐,伸手、仰掌,屈肘向上约 45°,在无名指与小指掌侧向外方,用另一只手四指握住手腕,弯曲大拇指,指甲尖所到的尺骨端即是(图 2-2-77)。

【功能】清心安神、息风开音,祛风通络。

【主治】惊悸、怔忡、暴喑,舌强不语、头痛、目眩、脏躁、腕臂痛等疾病。

【灸法】艾炷灸 3~5 壮;艾条灸 5~10 min。

5. 阴郄穴

【位置】在前臂前内侧,腕掌侧远端横纹上 0.5 寸,尺侧腕屈肌腱的侧缘。

【取穴】正坐,伸手、仰掌,屈肘向上约 45°,在无名指与小指掌侧向外方,用另一只手四指握住手腕,弯曲大拇指,指甲尖所到的尺骨端即是(图 2-2-78)。

【功能】宁心安神、凉血止血、清热开喑。

【主治】心痛、心烦、心悸、健忘、失眠、骨蒸盗汗、吐血、衄血、失音不语等。

【灸法】艾炷灸 3~5 壮;艾条灸 5~10 min。

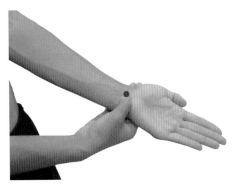

图 2-2-77 通里穴

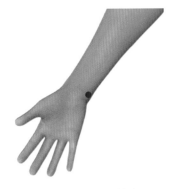

图 2-2-78 阴郄穴

6. 神门穴

【位置】仰掌,在腕部,腕掌侧横纹尺侧端,尺侧腕屈肌腱的桡侧凹陷处。

【取穴】手掌伸开,掌侧四、五指缝间往手腕处做延伸线,到掌根部所触及的凹陷处即是(图2-2-79)。

【功能】宁心安神、清心调气。

【主治】心痛、心烦、惊悸怔忡、健忘、失眠、癫狂、痴呆悲哭、目黄胁痛、喘逆上气、呕血等。

【灸法】艾炷灸3~5壮;艾条灸5~10 min。

7. 少府穴

【位置】位于手掌,横平第5掌指关节近端,第4、5掌骨之间。

【取穴】双手握拳时,小手指尖所指处即为穴位所在位置,即第4、5掌骨之间(图2-2-80)。

【功能】行气活血、清心泻热。

【主治】心悸、胸痛、阴痒、阴痛、小指挛痛等。

【灸法】艾炷灸1~3壮;艾条灸3~5 min。

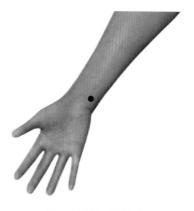

图2-2-79 神门穴

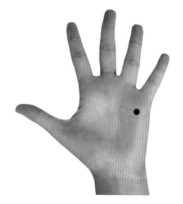

图2-2-80 少府穴

8. 少冲穴

【位置】在手指,小指末节桡侧,指甲根角侧上方0.1寸(指寸)。

【取穴】手平伸,掌心向下,用另一只手轻握小指,弯曲大拇指,指尖到达的小指指甲下缘,靠无名指侧的边缘处即是该穴(图2-2-81)。

【功能】泻热息风、醒神开窍、理血通经。

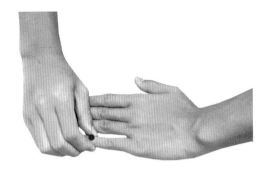

图 2-2-81 少冲穴

【主治】心悸、心痛、癫狂、昏迷、热病、胸胁痛等。

【灸法】艾炷灸 1～3 壮;艾条灸 3～5 min。

9. 极泉穴

【位置】位于腋窝中央,腋动脉搏动处。

【取穴】外展大臂,找到腋窝顶点,可触及腋动脉搏动,即为此穴(图 2-2-75)。

【功能】宽胸理气、舒筋活血。

【主治】主臂肘厥寒,上肢不收,心痛干呕,烦渴、心悸气短、胸胁满痛,中风后遗症,肩痹。

【灸法】艾炷灸 3～5 壮;艾条灸 5～10 min。

六、手太阳小肠经

(一)经络

1. 经络循行路线

(1)体内路线:从锁骨上窝进入胸腔后,联络心周围的胸膜间隙,沿着食管两侧的胸膜间隙向下穿膈肌食管裂孔进入腹腔,到达胃部腹膜间隙,下行至小肠周围腹膜间隙(图 2-2-82)。

(2)体表路线:(手部)手太阳小肠经起于小指尺侧指甲角,沿第 5 指骨尺侧缘与小鱼际肌内侧缘之间的缝隙至腕部三角骨;(前臂部)沿尺骨与尺侧腕伸肌之间的缝隙(注:有学者认为是尺侧腕屈肌与尺侧腕伸肌之间的缝隙)上行至尺骨上端绕行至尺骨鹰嘴与肱骨内侧髁之间(图 2-2-83)。

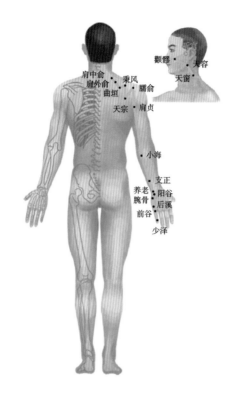

图2-2-82　手太阳小肠经　　图2-2-83　手太阳小肠经体表循行解剖

（3）体表支脉：①从锁骨上窝沿胸锁乳突肌后缘上面颊部咬肌前缘，至眼外角，反折进入耳中；②从面颊部支脉分出上行至眼眶下面肌缝隙处，到达鼻根部向上至眼内角（斜行细络到达颧弓上下间隙）。

2.对应的肌筋膜线　手太阳小肠经与上肢后向筋膜线大致对应（图2-2-84）。

上肢后向筋膜线的分析如下。

（1）小指展肌可以使得小指向尺侧远离手，同时也可以牵拉筋膜，使得小指运动和腕伸展同步。

（2）尺侧腕伸肌和小指伸肌筋膜与肱三头肌、肩背部肌肉筋膜延续。若运动始于

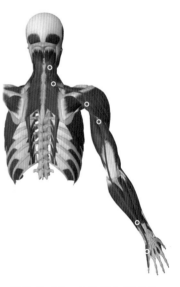

图2-2-84　上肢后向筋膜线

手,近端肌筋膜也会激活;若运动始于肩,远端肌筋膜也会激活。

（3）臂筋膜可被三角肌牵拉,同时与大圆肌、冈下肌、背阔肌一起后伸肩。

（4）斜方肌、菱形肌与深层的竖脊肌筋膜有联系。

3.功能　手太阳小肠经的主要功能是主受盛化物,主泌别清浊。

（1）主受盛化物:小肠的受盛化物功能主要表现在两个方面:一是小肠盛受了由胃腑下移而来的初步消化的饮食物,起到容器的作用,即受盛作用;二指经胃初步消化的饮食物,在小肠内必须停留一定的时间,由小肠对其进一步消化和吸收,将水谷化为可以被机体利用的营养物质,精微由此而出,糟粕由此下输于大肠,即"化物"作用。

（2）主泌别清浊:泌别清浊,是指小肠承受胃初步消化的饮食物,在进一步消化的同时分别水谷精微和代谢产物的过程。

分清,就是将饮食物中的精华部分,包括饮料化生的津液和食物化生的精微,进行吸收,再通过脾之升清散精的作用由心肺布散全身。

别浊,则体现为两个方面:其一,是将饮食物的残渣糟粕传送到大肠排出体外;其二,是将剩余的水分经肾气化作用渗入膀胱,形成尿液排出体外。因为小肠在泌别清浊过程中,参与了人体的水液代谢,故有"小肠主液"之说。小肠分清别浊的功能正常,则水液和糟粕各走其道而二便正常。

4.艾灸与经络　手太阳小肠经联系心脏、小肠,促进水分与养分的吸收,因此本经腧穴主治"液"方面所发生的病症,本经异常变动表现为:咽喉痛,颌下肿不能回顾,肩部痛得像牵引,上臂痛得像折断。

（二）腧穴

本经一条经络共19穴,分别是少泽、前谷、后溪、腕骨、阳谷、养老、支正、小海、肩贞、臑俞、天宗、秉风、曲垣、肩外俞、肩中俞、天窗、天容、颧髎、听宫。下面主要介绍艾灸时会常用到的腧穴。

1.阳谷穴

【位置】在腕后区,尺骨茎突与三角骨之间的凹陷处。

【取穴】患者取仰卧位或坐位,伸手屈腕,我们在小指内侧,可以摸到两块骨头,分别是三角骨与尺骨茎突,二者之间的凹陷处就是阳谷穴了（图2-2-85）。

【功能】通络止痛、安神定惊、清热利窍。

【主治】头痛、目眩、耳聋、腕痛、臂外侧痛、颈颔肿痛等疾病。

【灸法】艾炷灸 3 ~ 5 壮;艾条灸 5 ~ 10 min。

2. 腕骨穴

【位置】在腕后内侧,第 5 掌骨底与三角骨之间的赤白肉际凹陷中。

【取穴】患者取仰卧位或坐位,举手握拳,从小指内侧赤白肉际,向腕部推,推到的第一个凹陷,腕骨穴就在凹陷当中(图 2-2-86)。

【功能】增液止渴、利胆退黄。

【主治】指挛腕痛、头项强痛、目翳、黄疸、热病、疟疾等。

【灸法】艾炷灸 3 ~ 5 壮;艾条灸 5 ~ 10 min。

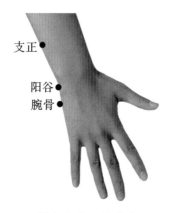

图 2-2-85　阳谷穴

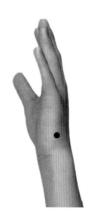

图 2-2-86　腕骨穴

3. 后溪穴

【位置】在手内侧,第 5 掌指关节尺侧近端赤白肉际凹陷中。

【取穴】在手掌尺侧,微握拳,小指本节(第 5 指掌关节)后的远侧掌横纹头赤白肉际凹陷中(图 2-2-87)。

【功能】清心解郁、清热截疟、散风舒筋。

【主治】头项强痛、腰背痛等;耳聋、目眩、目赤等;癫、狂、痫等;热病;盗汗;疟疾。

【灸法】艾炷灸 3 ~ 5 壮;艾条灸 5 ~ 10 min。

4. 少泽穴

【位置】在手指,小指末节尺侧,指甲根角侧上方0.1 寸(指寸)。

【取穴】掌心向下,伸直小指,沿小指指甲基底部和尺侧缘各作一直线,两线相交处取穴(图 2-2-88)。

【功能】清热利窍、利咽通乳。

【主治】头痛、目翳、咽喉肿痛、乳痈、乳汁少、昏迷、热病、耳鸣、耳聋、神经性头痛等。

【灸法】艾炷灸 3~5 壮；艾条灸 5~10 min。

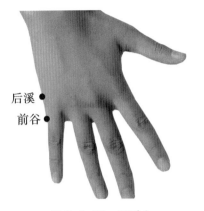

图 2-2-87　后溪穴

后溪
前谷

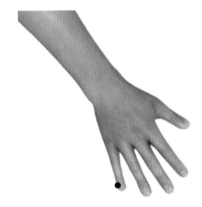

图 2-2-88　少泽穴

5. 肩贞穴

【位置】在肩胛区，肩关节后下方，腋后纹头直上 1 寸。

【取穴】正坐垂肩，在肩关节后下方，上臂内收，腋后纹头上 1 寸（图 2-2-89）。

【功能】祛风通络、舒筋利节。

【主治】肩臂疼痛，上肢不遂；瘰疬。

【灸法】艾炷灸 3~5 壮；艾条灸 5~10 min。

6. 小海穴

【位置】在肘后区，尺骨鹰嘴与肱骨内上髁之间的凹陷中。

【取穴】患者取仰卧位或坐位，抬臂屈肘。找到尺骨鹰嘴与肱骨内上髁，二者之间可触及一个凹陷，按压会有酸胀感，即是小海穴（图 2-2-90）。

【功能】清热祛风、疏肝安神。

【主治】头痛、颈项强痛、肘臂痛、癫痫、疝气等病症。

【灸法】艾炷灸 3~5 壮；艾条灸 5~10 min。

7. 养老穴

【位置】位于前臂后区，腕背横纹上 1 寸，尺骨头桡侧凹陷处。

【取穴】患者取仰卧位或坐位，伸臂平胸，在小指后侧，摸到尺骨头，尺骨头桡侧，也就是大（拇）指方向，可以摸到一个凹陷，凹陷当中即是养老穴（图 2-2-91）。

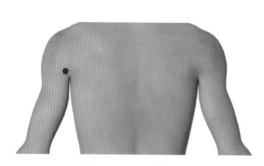

图 2-2-89　肩贞穴

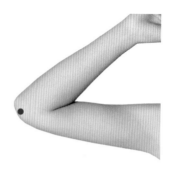

图 2-2-90　小海穴

【功能】散风明目、舒筋活络。

【主治】目视不明及肩、背、肘、臂酸痛等。

【灸法】艾炷灸 3～5 壮;艾条灸 5～10 min。

8.听宫穴

【位置】在面部,耳屏正中与下颌骨髁状突之间的凹陷中。

【取穴】患者取仰卧位或坐位,在耳平正中的前方,与下颌骨之间有一凹陷,凹陷当中即是听宫穴(图 2-2-92)。

【功能】开窍聪耳。

【主治】耳鸣、耳聋、聤耳(包括耳内流脓、听力障碍、耳痛等多种症状);齿痛、面痛;癫狂痫。

【灸法】艾炷灸 1～3 壮;艾条灸 3～5 min。

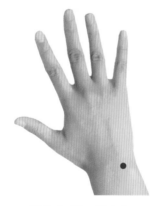

图 2-2-91　养老穴

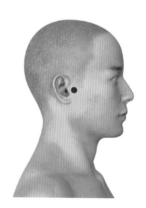

图 2-2-92　听宫穴

9. 颧髎穴

【位置】在面部,颧骨下缘,目外眦直下凹陷中。

【取穴】患者取仰卧位或坐位,从外眼角直下,颧弓的下缘有一凹陷,凹陷当中即是颧髎穴(图2-2-93)。

【功能】祛风消肿。

【主治】口眼歪斜、眼睑瞤动、齿痛、三叉神经痛等局部病证。

【灸法】艾炷灸1~3壮;艾条灸3~5 min。

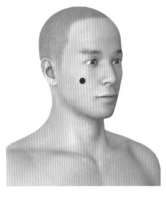

图2-2-93　颧髎穴

七、足太阳膀胱经

(一)经络

1. 经络循行路线

(1)体内路线:从腰肌缝隙进入腹腔后沿腹膜腔间隙到达并联络肾,向前至膀胱处的腹膜间隙联属膀胱(图2-2-94)。

(2)体表路线

1)头面部:足太阳膀胱经,起于内眼角,沿额肌内侧缘上额,与督脉交于头顶部。头部分支从头顶向两侧行至耳郭上方。

2)躯干部(第一侧线):从头顶部进入颅腔联络脑,返回后项部,沿斜方肌外侧边缘和竖脊肌第二列最长肌与髂肋肌之间的间隙到达腰部,沿此缝隙进入体腔内。

3)腰部支脉:从竖脊肌最长肌与髂肋肌之间的间隙向下沿脊柱两侧的肌肉缝隙贯臀部,向下行于大腿后侧正中股二头肌与半膜肌、半腱肌之间

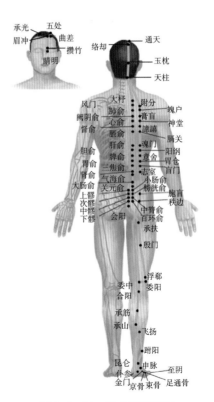

图2-2-94　足太阳膀胱经

85

的缝隙到达腘窝正中。

4）肩颈部支脉（第二侧线）：（躯干部）从肩胛骨内侧缘向下，沿着髂肋肌外缘与后锯肌之间的缝隙向下至腰部，沿臀大肌与臀中肌、臀小肌之间的缝隙下行，与少阳经交会；（大腿部）沿股二头肌外侧缘与髂胫束之间的缝隙下行至腘窝外侧缘，与第一侧线合于委中穴；（小腿部）委中至承山段行于腓肠肌两肌腹之间，飞扬至昆仑段行于腓肠肌外侧肌腹前缘与比目鱼肌之间的缝隙，而后行于跟腱与腓骨长短肌肌腱之间；（足部）沿跟骨下缘，行于第 5 跖骨粗隆下与足外侧肌之间至第 5 脚趾外侧指甲角（图 2-2-95）。

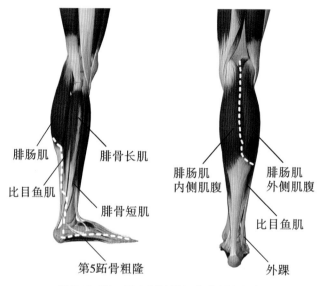

图 2-2-95　足太阳膀胱经体表循行解剖

2. 对应的肌筋膜线　足太阳膀胱经与躯干-下肢后向筋膜线大致对应（图 2-2-96）。

躯干-下肢后向筋膜线的分析如下。

（1）始于眉毛中部，眼轮匝肌上纤维与枕额肌相连，并通过眼轮匝肌下纤维降至与提上唇肌和降眉间肌连接。

（2）颅深筋膜或帽状筋膜位于两层疏松结缔组织间的帽状腱膜之下，并与枕骨底部的项筋膜相连。

（3）头部后向运动时，头半棘肌、头棘肌和头最长肌牵引颅筋膜远侧。

（4）颈部后向运动时，颈半棘肌、颈棘肌和颈最长肌牵引近侧筋膜和远侧项筋膜。

（5）胸腰筋膜在躯干后运动过程中，该筋膜在多个体节间起着桥梁的作用。

（6）竖脊肌和臀大肌附着在胸腰筋膜上并与下肢相连。

（7）骶结节韧带分析：腘筋膜和大腿后部筋膜由少数股二头肌的纤维以及部分半腱肌和半膜肌的纤维在近端进行张力控制。他们均参与膝部和髋部的向后运动。

（8）小趾外展肌起始于足底腱膜，它是小腿三头肌的跟腱延续。小腿三头肌收缩使腘筋膜伸展。

（9）在脚离地和脚趾头离开地面之前，足部向后运动已被激活，足部后向运动开始于足外侧间隔部分，包括小趾外展肌和趾短屈肌。

3.功能　足太阳膀胱经的主要功能是储存尿液；排泄小便；藏津液，化气固表。

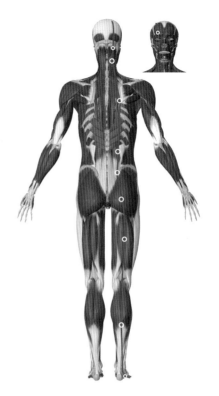

图 2-2-96　躯干-下肢后向筋膜线

（1）储存尿液：在人体津液代谢过程中，水液通过肺、脾、肾三脏的作用，布散全身，发挥濡润机体的作用。

（2）排泄小便：尿液储存于膀胱，达到一定容量时，通过肾的气化作用，使膀胱适度开合，则尿液可及时从溺窍排出体外。

（3）藏津液，化气固表：这里所指津液不是尿液，而是有营养作用的水液。津液变成尿液之前也是属于膀胱经气化范围，津液经过膀胱的气化，其中有用物质就可以升发进而濡养脏腑。

4.艾灸与经络　膀胱经作为人体十二经脉之一，在健康维护中具有重要地位。从中医理论来看，膀胱经主一身之表，外邪侵袭时，膀胱经往往首当其冲。艾灸膀胱经，可通过温热刺激穴位，激发经气运行。此外，艾灸膀胱经还能促进气血流通，加速新陈代谢，帮助排出体内毒素和废物，调节机体的免疫功能，从而达到预防疾病、强身健体的目的。

（二）腧穴

本经一条经络共有 67 个穴,分别是睛明、攒竹、眉冲、曲差、五处、承光、通天、络却、玉枕、天柱、大杼、风门、肺俞、厥阴俞、心俞、督俞、膈俞、肝俞、胆俞、脾俞、胃俞、三焦俞、肾俞、气海俞、大肠俞、关元俞、小肠俞、膀胱俞、中膂俞、白环俞、上髎、次髎、中髎、下髎、会阳、承扶、殷门、浮郄、委阳、委中、附分、魄户、膏肓、神堂、譩譆、膈关、魂门、阳纲、意舍、胃仓、肓门、志室、胞肓、秩边、合阳、承筋、承山、飞扬、跗阳、昆仑、仆参、申脉、金门、京骨、束骨、足通谷、至阴。

下面主要介绍艾灸时会常用到的腧穴。

1. 承山穴

【位置】在小腿后区,腓肠肌两肌腹与肌腱交角处。

【取穴】俯卧位,下肢伸直,足背屈,腓肠肌部出现"人"字陷纹,在其尖下取穴;俯卧位,委中穴直下 8 寸,当委中穴与昆仑穴跟腱连线的中点处取穴（图 2-2-97）。

【功能】舒筋通络、理气消痔。

【主治】肛肠病症:腹痛,痔疾,脱肛,便秘等。腰腿疼痛病症:腰背痛、腿痛转筋、腓肠肌痉挛、坐骨神经痛等。

【灸法】艾炷灸 5 ~ 7 壮;艾条灸 10 ~ 15 min。

2. 昆仑穴

【位置】在踝后外侧,外踝尖与跟腱之间的凹陷中。

【取穴】昆仑穴位于脚踝外侧,在外踝顶点与脚跟相连线的中央点（足外踝后方,当外踝尖与跟腱之间的凹陷处）（图 2-2-98）。

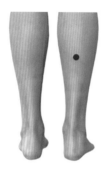

图 2-2-97　承山穴

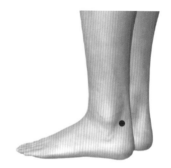

图 2-2-98　昆仑穴

【功能】清热镇痉、通络催产、舒筋安神。

【主治】头痛、项强、目眩、鼻衄、惊痫、疟疾、滞产、肩背拘急、腰痛、足跟痛等。

【灸法】艾炷灸 3~5 壮;艾条灸 5~10 min。

3. 申脉穴

【位置】在踝部,位于外踝下缘与跟骨之间的凹陷中。

【取穴】坐位或俯卧位,从外踝尖向下与跟骨之间可以摸到一个凹陷,申脉穴就在凹陷当中(图 2-2-99)。

【功能】镇静安神、舒筋通络。

【主治】头痛、眩晕、失眠、癫狂、腰腿酸痛。

【灸法】艾炷灸 3~5 壮;艾条灸 5~10 min。

4. 金门穴

【位置】在足背,外踝前缘直下,第 5 跖骨粗隆后方,骰骨下缘凹陷中。

【取穴】正坐垂足着地,脚趾上翘可见一骨头凸起,外侧凹陷处即是金门穴(图 2-2-100)。

【功能】安神定惊、舒筋通络。

【主治】癫痫、小儿惊风、头痛、眩晕、腰痛、下肢痿痹、外踝痛、腓肠肌痉挛,膝、踝关节炎等。

【灸法】艾炷灸 3~5 壮;艾条灸 5~10 min。

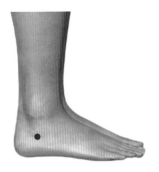 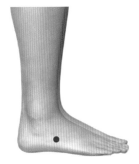

图 2-2-99 申脉穴　　　　图 2-2-100 金门穴

5. 厥阴俞穴

【位置】厥阴俞位于背部,第 4 胸椎棘突下,后正中线旁开 1.5 寸处。

【取穴】坐位或俯卧位,先在颈后高骨处找到第 7 颈椎,从第 7 颈椎往下数 4 个椎体即为第 4 胸椎,后正中线与肩胛骨内缘的距离为 3 寸,一半就是

1.5 寸。这样即可在第 4 胸椎棘突下,后正中线旁开 1.5 寸处即是厥阴俞穴(图 2-2-101)。

【功能】宽胸理气、宁心安神。

【主治】咳嗽、胸闷、胸背痛、心悸、心痛、呕吐、胃脘疼痛等病症。

【灸法】艾炷灸 3 ~ 5 壮;艾条灸 5 ~ 15 min。

6. 心俞穴

【位置】心前穴在后背部,第 5 胸椎棘突下,后正中线旁开 1.5 寸。

【取穴】正坐或俯卧姿势,位于人体背部第 5 胸椎棘突下方,后正中线旁开 1.5 寸,即左右二指宽处,即为心俞穴(图 2-2-102)。

【功能】宽胸理气、宁心通络。

【主治】心胸烦闷、心痛、惊悸、失眠、健忘、癫痫、神经衰弱、精神分裂症、心肌炎、心包炎等。

【灸法】艾炷灸 3 ~ 5 壮;艾条灸 5 ~ 15 min。

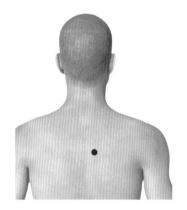
图 2-2-101　厥阴俞穴

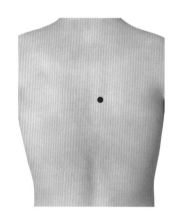
图 2-2-102　心俞穴

7. 膈俞穴

【位置】在背部,第 7 胸椎棘突下,后正中线旁开 1.5 寸。

【取穴】坐位或俯卧位,两个肩胛下角横平第 7 胸椎,后正中线与肩胛骨内缘的距离是 3 寸,一半是 1.5 寸,在第 7 胸椎棘突下旁开 1.5 寸的位置即是膈俞穴(图 2-2-103)。

【功能】宽胸理气、活血通脉。

【主治】胃痛、腹胀、咳嗽、盗汗、背痛、瘙痒、荨麻疹等病症。

【灸法】艾炷灸 3 ~ 5 壮;艾条灸 5 ~ 15 min。

8. 京骨穴

【位置】在足外侧,第5跖骨粗隆下方,赤白肉际处。

【取穴】坐位或俯卧位,在外踝的前下方,可触及一凸起,这就是第5跖骨的粗隆,在凸起的前下方赤白肉际处即是京骨穴(图2-2-104)。

【功能】清头明目、镇痉舒筋。

【主治】头痛项强、腰腿痛、癫痫、目翳、心悸、腰肌劳损。

【灸法】艾炷灸3~5壮;艾条灸5~10 min。

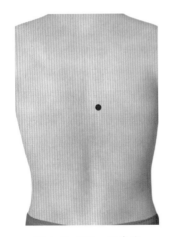

图2-2-103 膈俞穴

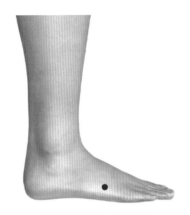

图2-2-104 京骨穴

9. 至阴穴

【位置】位于足趾,小趾末节外侧,趾甲根角侧后方0.1寸。

【取穴】仰卧位,在足小趾趾甲根角外侧0.1寸,即是至阴穴(图2-2-105)。

【功能】通窍活络、舒筋转胎。

【主治】滞产、胞衣不下、胎位不正、头目痛、鼻塞、鼻衄、头晕等。

【灸法】艾炷灸3~5壮;艾条灸5~10 min。

10. 肝俞穴

【位置】在背部,第9胸椎棘突下,旁开1.5寸。

【取穴】坐位或俯卧位,两个肩胛下角的连线横平第7胸椎,再往下数两个椎体是第9胸椎。后正中线与肩胛骨内缘的距离是3寸,一半是1.5寸,在第9胸椎棘突下旁开1.5寸的位置即是肝俞穴(图2-2-106)。

【功能】疏肝利胆、理气明目。

【主治】黄疸,胁痛,胃痛,吐血,衄血,眩晕,夜盲,目赤痛,青光眼,癫狂,痫症,脊背痛及急、慢性肝炎,胆囊炎,神经衰弱,肋间神经痛等。

【灸法】艾炷灸 3 ~ 5 壮;艾条灸 5 ~ 15 min。

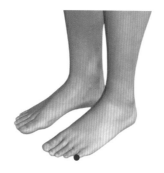

图 2-2-105　至阴穴

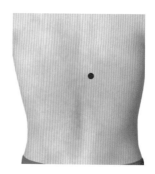

图 2-2-106　肝俞穴

11. 脾俞穴

【位置】在背部,第 11 胸椎棘突下,旁开 1.5 寸。

【取穴】坐位或俯卧位,一般两个肋弓下缘横平第 2 腰椎,往上一个椎体是第 1 腰椎,再往上 12 胸椎、11 胸椎,后正中线与肩胛骨内缘的距离是 3 寸,一半是 1.5 寸,在第 11 胸椎棘突下旁开 1.5 寸的位置即是脾俞穴(图 2-2-107)。

【功能】益气健脾、和胃降逆。

【主治】背痛;脾胃疾患:腹胀、腹泻、痢疾、呕吐、纳呆、水肿等。

【灸法】艾炷灸 3 ~ 5 壮;艾条灸 5 ~ 15 min。

12. 胃俞穴

【位置】在背部,第 12 胸椎棘突下,旁开 1.5 寸。

【取穴】坐位或俯卧位,两个肋弓下缘连线横平第 2 腰椎,往上一个椎体是第 1 腰椎,再往上一个椎体就是第 12 胸椎。后正中线与肩胛骨内缘的距离是 3 寸,一半就是 1.5 寸,在第 12 胸椎棘突下旁开 1.5 寸的位置即是胃俞穴(图 2-2-108)。

【功能】和胃健脾、理中降逆。

【主治】胃脘痛、呕吐、腹胀、肠鸣、泄泻、多食善饥等脾胃病症。

【灸法】艾炷灸 3 ~ 5 壮;艾条灸 5 ~ 15 min。

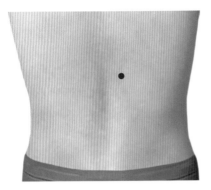

图 2-2-107　脾俞穴

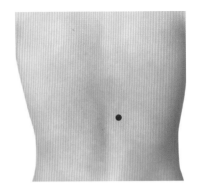

图 2-2-108　胃俞穴

13. 三焦俞穴

【位置】在脊柱区,第 1 腰椎棘突下,后正中线旁开 1.5 寸。

【取穴】坐位或俯卧位,两个肋弓下缘横平第 2 腰椎,往上一个椎体是第 1 腰椎,后正中线与肩胛骨内缘的距离是 3 寸,一半是1.5 寸。第 1 腰椎棘突下旁开 1.5 寸的位置即是三焦俞穴(图 2-2-109)。

【功能】调三焦、利水道、益元气、强腰膝。

【主治】脾胃肠腑病症:腹胀、肠鸣、呕吐、痢疾、腹泻等;三焦气化不利病症:小便不利、水肿等;腰背强痛等。

【灸法】艾炷灸 5~7 壮;艾条灸 10~15 min。

14. 肾俞穴

【位置】位于后背部第 2 腰椎棘突下旁开 1.5 寸。

【取穴】取坐位或俯卧位,两个肋弓下缘横平第 2 腰椎,后正中线与肩胛骨内缘的距离是 3 寸,一半是 1.5 寸,在第 2 腰椎棘突下旁开 1.5 寸的位置即是肾俞穴(图 2-2-110)。

【功能】外散肾脏之热。

【主治】腰痛;遗尿、遗精、阳痿、月经不调、带下等生殖泌尿疾患;耳鸣、耳聋。

【灸法】艾炷灸 5~10 壮;艾条灸 10~20 min。

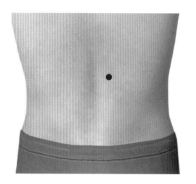

图 2-2-109　三焦俞穴

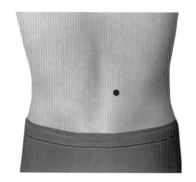

图 2-2-110　肾俞穴

15. 大杼穴

【位置】位于脊柱区,第 1 胸椎棘突下,后正中线旁开 1.5 寸。

【取穴】患者呈俯卧位,先在颈后高骨处找到第 7 颈椎,第 7 颈椎往下一个椎体即为第 1 胸椎,后正中线与肩胛骨内缘的距离为 3 寸,一半是 1.5 寸。在第 1 胸椎棘突下,后正中线旁开 1.5 寸处即是大杼穴(图 2-2-111)。

【功能】宣肺清热、疏风通络、强筋壮骨。

【主治】咳嗽、发热;项强、肩背痛等疾病。

【灸法】艾炷灸 3 ~ 7 壮;艾条灸 5 ~ 15 min。

16. 风门穴

【位置】位于脊柱区,第 2 胸椎棘突下,后正中线旁开 1.5 寸。

【取穴】正坐头微向前俯,双手举起,掌心向后,并拢示中两指,其他手指弯曲,越过肩伸向背部,将中指指腹置于大椎下第 2 个凹洼(第 2 胸椎与第 3 胸椎间)的中心,则示指指尖所在之处即是风门穴(图 2-2-112)。

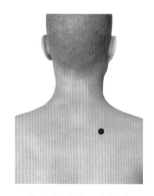

图 2-2-111　大杼穴

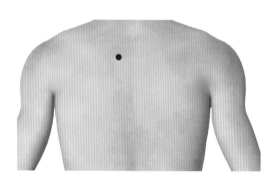

图 2-2-112　风门穴

【功能】祛风、宣肺解表。

【主治】感冒、咳嗽、发热、头痛等外感病症,以及项强、胸背痛等病症。

【灸法】艾炷灸 3 ~ 5 壮;艾条灸 5 ~ 15 min。

17. 肺俞穴

【位置】脊柱区,第 3 胸椎棘突下,后正中线旁开 1.5 寸。

【取穴】低头屈颈,颈背交界处椎骨高突向下推 3 个椎体,下缘旁开 2 横指(示指中指)处即是肺俞穴(图 2-2-113)。

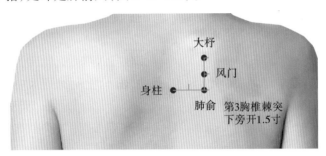

图 2-2-113 肺俞穴

【功能】调补肺气、补虚清热。

【主治】咳嗽、气喘、咳血、鼻塞;骨蒸、潮热、盗汗;皮肤瘙痒、荨麻疹等。

【灸法】艾炷灸 3 ~ 5 壮;艾条灸 5 ~ 15 min。

18. 攒竹穴

【位置】位于面部,眉头凹陷中,额切际处。

【取穴】坐位或仰卧位,在眉头内侧可触及一个凹陷,即为额切迹,此凹陷中即是攒竹穴(图 2-2-114)。

【功能】清热明目、散风镇痉。

【主治】目赤肿痛、视物模糊、眼睑瞤动、眼睑下垂等眼部病证;口眼歪斜、头痛等面部病证。

【灸法】艾炷灸 3 ~ 5 壮;艾条灸 5 ~ 10 min。

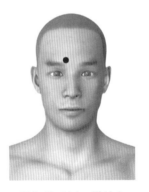

图 2-2-114 攒竹穴

19. 络却穴

【位置】在头部,前发际正中直上 5.5 寸,旁开 1.5 寸。

【取穴】前发际到后发际的长度是 12 寸,一半就是 6 寸,一个拇指的宽度是 1 寸,半个拇指是 0.5 寸,两指的宽度是 1.5 寸,在前正中线旁开 1.5 寸,前发际直上 5.5 寸的位置即是络却穴(图 2-2-115)。

【功能】疏风泻热、清头明目、醒脑宁神。

【主治】眩晕、面神经麻痹、耳鸣、目视不明、项肿、瘿瘤等病症。

【灸法】艾炷灸 3～5 壮；艾条灸 5～10 min。

20. 通天穴

【位置】头部，前发际正中直上 4 寸，旁开 1.5 寸。

【取穴】坐位或仰卧位，一般两指的宽度是 1.5 寸，前发际到后发际的长度是 12 寸，把 12 寸三等分，在入发际 4 寸，距离前正中线 1.5 寸的位置即是通天穴（图 2-2-115）。

【功能】祛风通窍、宣肺利鼻。

【主治】头痛、眩晕、鼻塞、鼻衄、鼻渊、鼻痔、面肌痉挛、面神经麻痹、三叉神经痛等。

【灸法】艾炷灸 3～5 壮；艾条灸 5～10 min。

21. 承光穴

【位置】位于人体头部，在前发际正中直上 2.5 寸，旁开 1.5 寸处。

【取穴】坐位或仰卧位，患者自身四个手指并拢的宽度为 3 寸，两个手指并拢的宽度为 1.5 寸，一个拇指的宽度为 1 寸。入前发际 2.5 寸，前正中线旁开 1.5 寸处即是承光穴（图 2-2-116）。

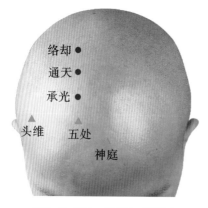

图 2-2-115　络却穴、通天穴

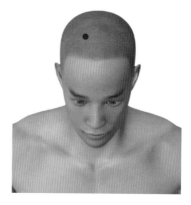

图 2-2-116　承光穴

【功能】祛风、明目、泄热、降逆。

【主治】头痛、目眩、目视不明、鼻塞、呕吐烦心、热病等。

【灸法】艾炷灸 3～5 壮；艾条灸 5～10 min。

22. 天柱穴

【位置】位于颈后区,横平第 2 颈椎棘突上际,斜方肌外缘凹陷中。

【取穴】坐位或俯卧位,用手指在颈项部可触及两条大筋,即为斜方肌。斜方肌的外缘与枕骨下缘形成的凹陷处即为天柱穴(图 2-2-117)。

【功能】化气壮阳。

【主治】后头痛,项强,肩背腰痛;鼻塞;癫狂,热病。

【灸法】艾炷灸 3 ~ 5 壮;艾条灸 5 ~ 10 min。

23. 眉冲穴

【位置】在头部,额切迹直上入发际 0.5 寸。

【取穴】坐位或仰卧位,先在眉头的凹陷中找到攒竹穴,一个拇指的宽度为 1 寸,半个拇指即为 0.5 寸。从攒竹穴直上入前发际 0.5 寸处即为眉冲穴(图 2-2-118)。

【功能】祛风通窍、明目醒神。

【主治】目眩、目视不明、鼻塞、头痛、癫痫等病症。

【灸法】艾炷灸 3 ~ 5 壮;艾条灸 5 ~ 10 min。

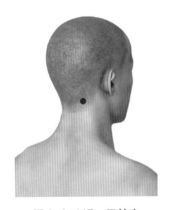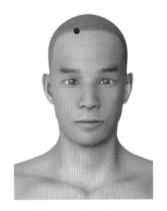

图 2-2-117　天柱穴　　　　　图 2-2-118　眉冲穴

八、足少阴肾经

（一）经络

1. 经络循行路线

（1）体内路线:沿脊椎前缘入体腔,到达肾部腹膜间隙,向前联络膀胱处腹膜间隙(图 2-2-119)。

直行的主干:从肾部分出向上穿过肝的分页间隙并穿膈肌裂孔,上行于肺部的胸膜间隙,沿喉咙两侧,上行于舌根两侧的黏膜间隙。

体内支脉:从肺部分出,到达心部的浆膜间隙,进入胸膜腔间隙。

(2)体表路线:(足部)足少阴肾经起于小趾下方,斜着行至足心凹陷处向斜上方沿足舟骨下方向上行于内踝与跟腱之间;(小腿部)沿着比目鱼肌与腓肠肌内侧肌腹前缘之间的缝隙,行于腘窝半膜肌与半腱肌肌腱之间;(大腿部)行于半膜肌与半腱肌之间的缝隙,上行沿尾骨前缘进入体内循行(图2-2-120)。

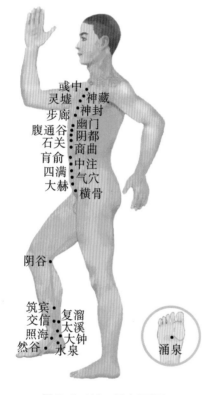

图2-2-119 足少阴肾经

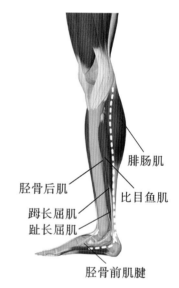

图2-2-120 足少阴肾经体表循行解剖

2.对应的肌筋膜线 足少阴肾经与躯干-下肢内向筋膜线大致对应(图2-2-121)。

躯干-下肢内向筋膜线的分析如下。

(1)为了准确描述运动,可将头、颈、胸、腰、骨盆分成左右两半,对应左右下肢。

（2）头部内向运动是相对于正中线而言的,正中线从枕骨隆突后方延伸至上唇前方,将头部分为完全对称的两半。

（3）颅筋膜内侧胶原纤维通过脑部小脑镰及大脑镰的作用进入颅骨。

（4）由于口部的肌肉直接附入筋膜内,故其任何运动均会传播至相邻的筋膜内。

（5）口轮匝肌肌纤维主要集中在上下唇中缝内。下唇中缝与颈白线连接,上唇中缝与颅筋膜内侧胶原纤维和项韧带（内-颈后）连接。项韧带又与胸椎、腰椎和骨盆椎的棘间韧带和棘上韧带相连。

（6）颈白线与胸骨筋膜、肚脐上方白线和肚脐下方白线连接。

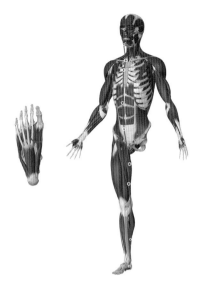

图2-2-121　躯干-下肢内向筋膜线

（7）大腿内收肌筋膜源自盆膈筋膜。股薄肌从耻骨到胫骨,由筋膜鞘包围。这块肌肉连接两个关节,并且参与膝部内侧的稳定性和大腿向内的运动。

（8）趾长屈肌起始于胫骨和腿部的深筋膜。这些筋膜继续向上和腘筋膜深层在股薄肌之上形成一些腱性扩张。这些肌肉最终止于胫骨内侧踝,协助稳定膝盖内侧。

（9）足底深筋膜与足底骨间肌接触,形成跖骨头前方及后方的横韧带,并与趾长屈肌肌腱相邻的筋膜相连接。

（10）足部内向运动相当于手指的内收。使脚趾向内移动的肌肉有足底跖间肌、小趾对掌肌和踇收肌。这三块肌肉可使足底内收。

3.功能　足少阴肾经的主要功能是藏精;主水液;主纳气;主一身阴阳;主骨生髓,开窍于耳;藏志,作强之官,伎巧出焉。

（1）藏精:藏精是指肾具有储存、封藏人身精气的作用。主要有四方面的作用,维护生殖繁衍,促进生长发育,参与血液生成,抵御外邪侵袭。

（2）主水液:主水液,是指肾具有主持和调节人体水液代谢的功能。肾主水的功能是靠肾阳对水液的气化来实现的,称作肾的“气化”作用。

（3）主纳气:正常的呼吸运动是肺肾之间相互协调的结果。人体的呼吸运动,虽为肺所主,但吸入之气,必须下归于肾,由肾气为之摄纳,呼吸才能通畅、调匀。

(4)主一身阴阳：肾阴和肾阳，二者之间，相互制约，相互依存，相互为用，维持着人体生理上的动态平衡。

(5)主骨生髓，开窍于耳：骨髓由肾精所化生，髓藏于骨以充养骨骼，并通于脑(脑为髓海)，所谓"肾充则实"。髓的生成，为"肾主骨"提供了物质基础。肾开窍于耳，是指肾气充足可以上达于耳。

(6)藏志，作强之官，伎巧出焉：肾藏志，表示人的一种信念与无所畏惧的表现。志还主管肾的自主调节，即所谓"作强之官，伎巧出焉"。

4.艾灸与经络　足少阴肾经可主治泌尿生殖系统、神经系统、呼吸系统、循环系统、消化系统的病症及本经所过部位的病症。主治：癫痫、头痛、目疾、鼻病、遗尿、小便不利及下肢后侧部位的疼痛等症。

(二)腧穴

本经一条经络共 27 穴，分别是涌泉、然谷、太溪、大钟、水泉、照海、复溜、交信、筑宾、阴谷、横骨、大赫、气穴、四满、中注、肓俞、商曲、石关、阴都、通谷、幽门、步廊、神封、灵墟、神藏、彧中、俞府。下面主要介绍艾灸时会常用到的腧穴。

1.筑宾穴

【位置】在小腿内侧，太溪直上 5 寸，比目鱼肌与跟腱之间。

【取穴】先找到太溪穴与阴谷穴，两者连线的距离为 15 寸，将其三等分，就可以找到太溪穴上 5 寸的位置，在肌腹的前缘凹陷中，即为筑宾穴(图 2-2-122)。

【功能】清心化痰、和胃降逆、通络止痛。

【主治】癫狂；疝气；呕吐沫，吐舌；小腿内侧痛。

【灸法】艾炷灸 3~5 壮；艾条灸 5~10 min。

2.交信穴

【位置】小腿内侧，内踝尖上 2 寸，胫骨内侧缘后际凹陷中。

【取穴】患者取仰卧位，先找到内踝尖与跟腱中间的太溪穴，从太溪穴向上量 2 寸(患者自身三指并拢的宽度为 2 寸)，即为交信穴(图 2-2-123)。

【功能】益肾调经、通调二阴。

【主治】月经不调、崩漏、赤白带下、阴挺、便秘、疝气、阴痒、宫颈糜烂、尿潴留等病症。

【灸法】艾炷灸 3~5 壮；艾条灸 5~10 min。

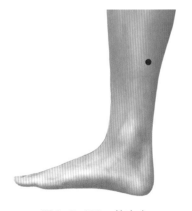

图 2-2-122　筑宾穴

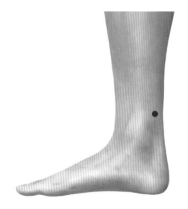

图 2-2-123　交信穴

3. 复溜穴

【位置】在小腿内侧,内踝尖上 2 寸,在跟腱前缘凹陷中即为复溜穴。

【取穴】正坐、垂足,将一足抬起,翘放另一足膝盖上。再以另一只手轻握,四指放脚背,大拇指指腹所压之处即是(图 2-2-124)。

【功能】补肾益阴、通调水道。

【主治】水肿、汗证、腹胀、腹泻、肠鸣、腰脊强痛、下肢痿痹等疾病。

【灸法】艾炷灸 3 ~ 5 壮;艾条灸 5 ~ 10 min。

4. 照海穴

【位置】位于踝区,内踝尖下 1 寸,内踝下缘边际凹陷中。

【取穴】正坐,将左足翘起放在右腿上。右手示指、中指并拢,示指指腹放在内踝尖上,中指指腹所在的位置即是(图 2-2-125)。

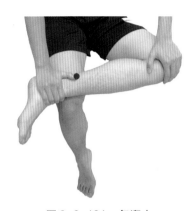

图 2-2-124　复溜穴

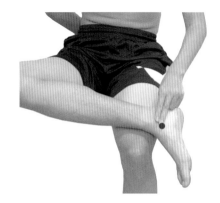

图 2-2-125　照海穴

【功能】滋阴益肾、清利咽喉、安神定志。

【主治】癫痫、失眠等精神、神志疾患;咽干咽痛、目赤肿痛等五官热性病证;小便不利,小便频数;月经不调、痛经、赤白带下等妇科病证;下肢痿痹。

【灸法】艾炷灸 3~5 壮;艾条灸 5~10 min。

5. 大钟穴

【位置】在足内侧,内踝后下方,跟骨上缘,跟腱附着部内侧前缘凹陷中。

【取穴】坐位或仰卧位,先取太溪穴,由太溪穴向下量 0.5 寸处,再向后平推,至跟腱前缘可触及一凹陷,按压有酸胀感即为本穴(图 2-2-126)。

【功能】益肾平喘、通调二便。

【主治】痴呆;癃闭,遗尿,便秘;月经不调;咯血,气喘;腰脊强痛,足跟痛。

【灸法】艾炷灸 3~5 壮;艾条灸 5~10 min。

6. 水泉穴

【位置】在跟区,太溪直下 1 寸,跟骨结节内侧凹陷中。

【取穴】先找到内踝与跟腱中间的太溪穴,从太溪穴向下可以摸到跟骨结节上方的凹陷,即为水泉穴,或者从太溪穴向下量一拇指的距离即为水泉穴(图 2-2-127)。

【功能】益肾清热、活血通经。

【主治】足跟痛、月经不调、痛经、阴挺、带下、经闭、小便不利、淋痛、目昏、眼花、附件炎等。

【灸法】艾炷灸 3~5 壮;艾条灸 5~10 min。

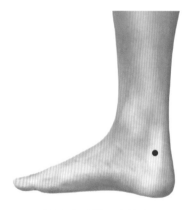

图 2-2-126　大钟穴

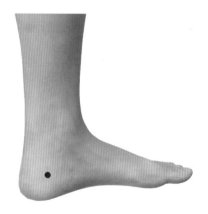

图 2-2-127　水泉穴

7. 俞府穴

【位置】在胸部,锁骨下缘,前正中线旁开2寸。

【取穴】患者呈仰卧位,在锁骨下缘凹陷处,距离前正中线2寸(乳头距离前正中线是4寸,中点为2寸)的位置,即为俞府穴(图2-2-128)。

【功能】止咳平喘、和胃降逆。

【主治】咳嗽,气喘,胸痛,呕吐,不嗜食;气管炎,胸膜炎,肋间神经痛,胃炎,胃下垂等。

【灸法】艾炷灸3~5壮;艾条灸5~10 min。

8. 幽门穴

【位置】位于上腹部,脐中上6寸,前正中线旁开0.5寸。

【取穴】仰卧位,胸剑联合到肚脐的距离为8寸,把8寸四等分,即可找到脐上6寸,再旁开量0.5寸(半个拇指宽度),即为幽门穴(图2-2-129)。

【功能】健脾和胃、降逆止呕。

【主治】腹痛、呕吐、泄泻、便血、痢疾、肋间神经痛等病症。

【灸法】艾炷灸3~5壮;艾条灸5~10 min。

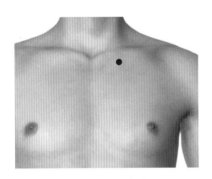

图2-2-128　俞府穴

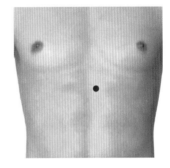

图2-2-129　幽门穴

9. 大赫穴

【位置】在下腹部,脐中下4寸,前正中线旁开0.5寸。

【取穴】在肚脐下方找到耻骨联合,肚脐到耻骨联合的距离为5寸,将这段距离五等分,找到肚脐下4寸,再旁开量0.5寸(半个拇指的宽度),即为大赫穴(图2-2-130)。

【功能】调理冲任、温补肾阳。

【主治】遗精、失精、阳痿、阴茎疼痛、阴缩、阴挺、带下、月经不调;泄泻、痢疾;目赤痛等。

【灸法】艾炷灸 3~5 壮;艾条灸 5~10 min。

10. 太溪穴

【位置】位于足内侧,内踝后方,当内踝尖与跟腱之间的凹陷处。

【取穴】正坐,抬一足置于另脚膝盖上。用另一只手轻握,四指置放脚踝上方,弯曲大拇指按压即是(图 2-2-131)。

【功能】滋阴益肾、壮阳强腰。

【主治】头痛目眩、咽喉肿痛、齿痛、耳聋、耳鸣、气喘、胸痛咯血、消渴、月经不调、失眠、健忘、遗精、阳痿、小便频数、腰脊痛、下肢厥冷、内踝肿痛。

【灸法】艾炷灸 3~5 壮;艾条灸 5~10 min。

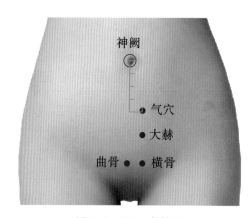

图 2-2-130　大赫穴

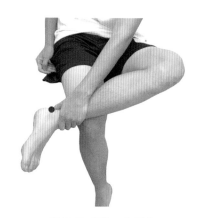

图 2-2-131　太溪穴

11. 涌泉穴

【位置】位于足底,屈足卷趾时足心最凹陷中。

【取穴】在足底部,卷足时足前部凹陷处,第 2、3 跖趾缝纹头端与足跟连线的前 1/3 与后 2/3 交点上(图 2-2-132)。

【功能】滋阴降火。

【主治】头痛、眩晕、晕厥、小儿惊风;咽喉肿痛、舌干、失音、手足热;腰膝痛;大便难、小便不利等病症。

【灸法】艾炷灸 3~5 壮;艾条灸 5~10 min。

12. 然谷穴

【位置】内踝前下方,足舟骨粗隆下方凹陷中。

【取穴】正坐或仰卧,于内踝前下方,舟骨粗隆前下方凹陷处取穴(图2-2-133)。

【功能】益肾固泄、导赤清心。

【主治】月经不调、带下、阴挺、小便不利、阳痿、遗精、足跗肿痛、小儿脐风(即新生儿破伤风)。

【灸法】艾炷灸3~5壮;艾条灸5~10 min。

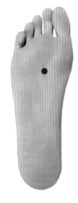

图2-2-132　涌泉穴

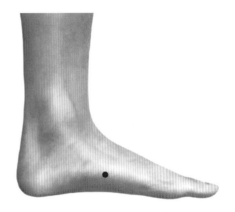

图2-2-133　然谷穴

九、手厥阴心包经

(一)经络

1.经络循行路线

(1)体内路线:手厥阴心包经起于胸膜腔间隙,联属心包膜,向下穿膈肌裂孔,分别到达胸腹腔各部位浆膜间隙联络上中下三焦(图2-2-134)。

体腔内支脉:从胸腔横行沿胸胁缝隙出于体表循行。

(2)体表路线:(上臂部)上行腋窝,沿着肱二头肌两个肌腹之间的缝隙下行于手太阴、少阴之间,进入肘关节肱二头肌腱尺侧凹陷;(前臂部)行于掌长肌和桡侧腕屈肌之间的缝隙;(手部)行大小鱼际肌群之间的缝隙,沿第二、三掌骨之间上行至中指末端(图2-2-135)。

体表支脉:从掌心处分出沿第4、5指骨之间至无名指尺侧指甲角。

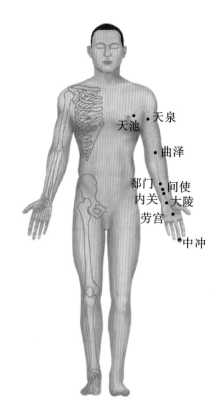

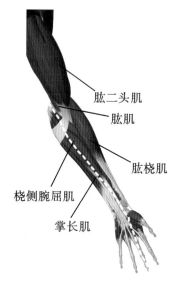

图2-2-134　手厥阴心包经　　　图2-2-135　手厥阴心包经体表循行解剖

2.对应的肌筋膜线　手厥阴心包经与上肢内旋筋膜线大致对应（图2-2-136）。

上肢内旋筋膜线的分析如下。

（1）蚓状肌起自指深屈肌腱,收缩时将筋膜向远侧端牵拉。

（2）手闭合时,掌长肌将掌筋膜向近侧端牵拉。

（3）内旋时,腕关节与肘关节同步运动,但各由其自身的肌肉和肌筋膜单元掌控:旋前方肌负责腕关节内旋;旋前圆肌负责肘关节内旋。连接是骨间膜和深筋膜。

（4）前臂内旋时,该肌间隔被向前牵拉,这种牵拉被肩胛下肌部分纤维的反向收缩所抵消,肩胛下肌起自覆盖该肌的筋膜。该筋膜在肱二头肌短头处,向前延伸进入胸锁筋膜。

（5）胸锁筋膜传递由腋部向胸肌的张力,这有助于保持肩胛骨的同步稳定性。

3. 功能　手厥阴心包经的主要功能是保护心脏,代心受邪。

中医藏象学说认为,心为君主之官,邪不能犯,所以外邪侵袭于心时,首先侵犯心包络。故《灵枢·邪客》曰:"诸邪之在于心者,皆在于心之包络。"其临床表现,主要是心藏神的功能异常,如在外感热病中,因温热之邪内陷,出现高热神昏、谵语妄言等心神受扰的病态,称之为"热入心包"。

4. 艾灸与经络　手厥阴心包经多血少气,气血物质的运行变化是由气态向液态的散热冷降变化。手厥阴心包经发生病变会出现手心热、肘臂屈伸困难、腋下肿、胸胁胀闷、心痛、心烦、面红、目黄、喜怒无常等症状。

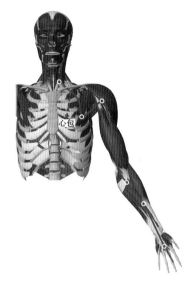

图 2-2-136　上肢内旋筋膜线

(二)腧穴

本经一条经络共 9 穴,分别是曲泽、郄门、间使、内关、天池、天泉、大陵、劳宫、中冲。下面主要介绍艾灸时会常用到的腧穴。

1. 曲泽穴

【位置】肘前区,在肘横纹上,肱二头肌腱的尺侧缘凹陷中。

【取穴】伸臂握拳,肘部微屈,在肘弯处可摸到肱二头肌腱,在其内侧可触及一凹陷,即为曲泽穴(图 2-2-137)。

【功能】宁心清热、和中降逆。

【主治】心痛、心悸、善惊等心系疾病;胃痛、呕血、呕吐等胃热疾病;暑热病;肘臂挛痛、颤动。

【灸法】艾炷灸 3~5 壮;艾条灸 5~10 min。

2. 郄门穴

【位置】在前臂前侧,腕掌侧远端横纹上 5 寸,掌长肌腱与桡侧腕屈肌腱之间。

【取穴】正坐,伸手、仰掌,屈肘向上约45°,另一只手五指并拢,小指指尖放在腕横纹中点处,大拇指尖所在的位置即是(图 2-2-138)。

【功能】清心理气、宽胸止咳、凉血止血。

【主治】急性心痛、心悸、心烦、胸痛;咯血、呕血、衄血等;疔疮;癫痫等。

【灸法】艾炷灸 3 ~ 5 壮;艾条灸 5 ~ 10 min。

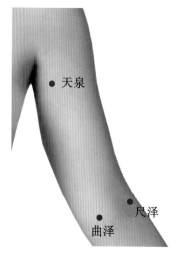

图 2-2-137　曲泽穴

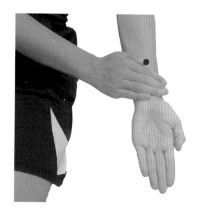

图 2-2-138　郄门穴

3. 间使穴

【位置】在前臂前区,腕掌侧远端横纹上 3 寸,掌长肌腱与桡侧腕屈肌腱之间。

【取穴】从腕横纹向上量 4 横指,即 3 寸,用力握拳屈腕时,手臂内侧明显可见两条索状筋,在两筋之间即为间使穴(图 2-2-139)。

【功能】宽胸解郁、宁心、和胃、祛痰。

【主治】心痛、心悸等心系病症;胃痛、呕吐等胃脘病症;热病、疟疾;癫狂痫等。

【灸法】艾炷灸 3 ~ 5 壮;艾条灸 5 ~ 10 min。

4. 内关穴

【位置】在前臂前区,腕掌侧远端横纹上 2 寸,掌长肌腱与桡侧腕屈肌腱之间。

【取穴】将右手 3 个手指头并拢,无名指放在左手腕横纹上,这时右手示指和左手手腕交叉点的中点,就是内关穴(图 2-2-140)。

【功能】宁心安神、疏肝和胃。

【主治】心痛、胸闷、胃痛、呕吐、呃逆、失眠等病症。

【灸法】艾炷灸 3 ~ 5 壮;艾条灸 5 ~ 10 min。

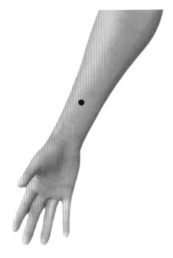

图 2-2-139　间使穴

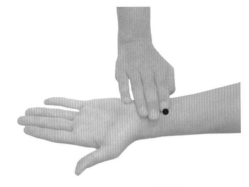

图 2-2-140　内关穴

5. 天池穴

【位置】在前胸部,第 4 肋间隙,乳头外 1 寸,前正中线旁开 5 寸。

【取穴】侧坐位,在胸部,先取乳头下的第 4 肋间隙,再从锁骨中线外量 1 横指处,按压有酸胀感(图 2-2-141)。

【功能】止咳平喘、疏肝理气、养心安神。

【主治】胸闷、咳嗽、痰多、气喘、胁肋胀痛、瘰疬、乳痈等。

【灸法】艾炷灸 3 ~ 5 壮;艾条灸 5 ~ 10 min。

6. 天泉穴

【位置】在臂前区,腋前纹头下 2 寸,肱二头肌的长、短头之间。

【取穴】从腋前纹头直下量 3 横指,屈肘时在肱二头肌肌腹间隙中,按压有酸胀感处,即为天泉穴(图 2-2-142)。

【功能】宽胸理气、通经活络。

【主治】心悸、心痛、胸胁胀满、咳嗽、支气管炎、胸背及上臂内侧痛。

【灸法】艾炷灸 3 ~ 5 壮;艾条灸 5 ~ 10 min。

7. 大陵穴

【位置】在腕前区,腕掌侧远端横纹中,掌长肌腱与桡侧腕屈肌腱之间。

【取穴】正坐、手平伸、掌心向上,轻握拳,用另一只手握手腕处,四指在外,弯曲大拇指,以指尖(或指甲尖)垂直掐按穴位即是(图 2-2-143)。

【功能】宁心安神、宽胸和胃。

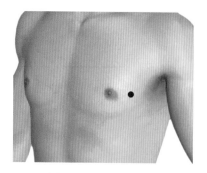
图 2-2-141　天池穴

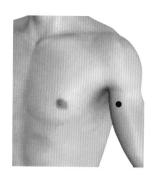
图 2-2-142　天泉穴

【主治】心痛、心悸、胸胁满痛；胃痛、呕吐、口臭等胃腑病症；喜笑悲恐、癫狂痫等神志疾患。

【灸法】艾炷灸 3~5 壮；艾条灸 5~10 min。

8. 劳宫穴

【位置】掌区，横平第 3 掌指关节近端，第 2、3 掌骨之间偏于第 3 掌骨。

【取穴】手平伸，微曲约 45°，掌心向上，轻握掌屈向掌心，中指所对应的掌心的位置即是劳宫穴（图 2-2-144）。

【功能】散热燥湿、提神醒脑、清心安神。

【主治】中风、昏迷、中暑、心痛、癫狂、口疮、口臭、鹅掌风等。

【灸法】艾炷灸 3~5 壮；艾条灸 5~10 min。

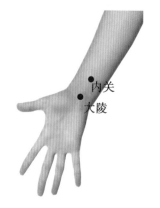
图 2-2-143　大陵穴、内关穴

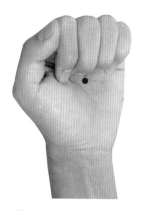
图 2-2-144　劳宫穴

9.中冲穴

【位置】仰掌,于中指尖的中点,距指甲游离缘约 0.1 寸处取穴。

【取穴】手平伸,掌心向上,微曲 45°,用另一只手轻握,四指轻扶指背,弯曲大拇指,用指甲尖,垂直掐按中指端的正中穴位即是(图 2-2-145)。

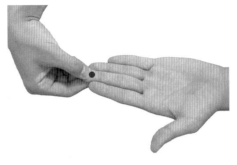

图 2-2-145 中冲穴

【功能】开窍清心泻热。

【主治】中风昏迷、舌强不语、中暑、昏厥、小儿惊风等急症;热病,舌下肿痛;小儿夜啼等。

【灸法】艾炷灸 1~3 壮;艾条灸 5~10 min。

十、手少阳三焦经

(一)经络

1.经络循行路线

(1)体内路线:进入胸腔,散布于心包周围的胸膜间隙并联络心包,向下穿膈肌裂孔,分别到达胸腹腔各部位浆膜间隙,联属上中下三焦(图 2-2-146)。

体内支脉:从心包周围胸膜间隙,向上出锁骨上窝,行于头颈部体表部位。

(2)体表路线:(手部)手少阳三焦经起于无名指尺侧指甲角,向上沿第 4、5 掌骨之间,行至腕部指伸肌与小指伸肌之间;(前臂部)沿尺骨和桡骨之间行于指伸肌与尺侧腕伸肌之间的缝隙,上行至肘关节尺骨鹰嘴与肱骨外上髁之间的骨沟处;(上臂部)行于肱三头肌外侧头与长头之间的缝隙上肩关节,与颈椎大椎穴处交会后行于锁骨上窝进入体内循行(图 2-2-147)。

头项部:从锁骨上窝向上行于胸锁乳突肌后缘,至耳后部行于下颌角与胸锁乳突肌之间的缝隙,沿颞骨乳突前方与耳后肌之间的间隙绕行至耳尖上方颞骨部骨缝处,向下经耳前至面颊,最后到达眼眶下方颧弓下缘。

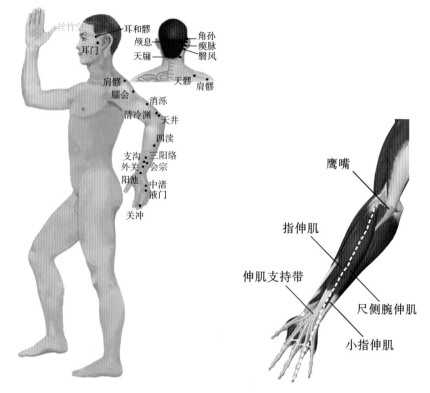

丝竹空
耳和髎
颅息
耳门
天牖
角孙
瘈脉
翳风

肩髎
臑会
消泺
清冷渊
天井
四渎
天髎
肩髎

支沟
外关
阳池
三阳络
会宗
中渚
液门

关冲

图 2-2-146　手少阳三焦经

鹰嘴
指伸肌
伸肌支持带
尺侧腕伸肌
小指伸肌

图 2-2-147　手少阳三焦经体表循行解剖

耳部支脉：从耳后分出，向前进入耳中，从耳前穿出行于下颌关节间隙及颊肌间隙，至眼外角。

2. 对应的肌筋膜线　手少阳三焦经与上肢外旋筋膜线大致对应（图2-2-148）。

上肢外旋筋膜线的分析如下。

（1）手指的外旋是手张开动作的一部分。指伸肌腱通过腱性扩张成为手背筋膜的伸肌。拇指的伸展由拇长伸肌和拇长展肌完成，此二肌还参与腕关节外旋。

（2）拇长伸肌和拇长展肌牵拉骨间膜，使其活动与旋后肌同步；同时还参与抑制旋前肌。

（3）前臂筋膜的后部、指伸肌的浅表部分、拇长伸肌和旋后肌的深部都由肱骨外上髁和外侧肌间隔向其共同起点汇集。前臂外旋时，该肌间隔紧张。

（4）三角肌后束附着于冈上肌筋膜边缘。

（5）肩胛提肌向近侧端牵拉该筋膜,它还与斜方肌协同:当颈椎(颈部)固定时,外旋肩胛骨。

3.功能　手少阳三焦经的主要功能是通行原气;疏通水道。

（1）通行原气:原气通过三焦而输布到五脏六腑,充沛于全身,以激发、推动各个脏腑组织的功能活动。

（2）疏通水道:《素问·灵兰秘典论》曰:"三焦者,决渎之官,水道出焉。"《医学三字经》谓三焦能"通调水道",调控体内整个水液代谢过程,在水液代谢过程中起着重要作用。人体水液代谢是由多个脏腑参与,共同完成的一个复杂生理过程。其中,上焦之

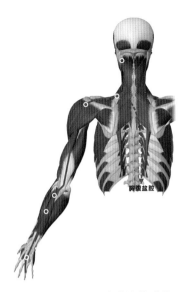

图2-2-148　上肢外旋筋膜线

肺,为水之上源,以宣发肃降而通调水道;中焦之胃,运化并输布津液于肺;下焦之肾、膀胱,蒸腾气化,使水液上归于脾肺,再参与体内代谢,下行成尿液排出体外。

4.艾灸与经络　手少阳三焦经上的穴位主治"气"方面所发生的病症,本经异常变动就表现为耳聋、耳鸣、咽峡肿、喉咙痛。

（二）腧穴

本经一条经络共23穴,分别是关冲、液门、中渚、阳池、外关、支沟、会宗、三阳络、四渎、天井、清冷渊、消泺、臑会、肩髎、天髎、天牖、翳风、瘈脉、颅息、角孙、耳门、耳和髎、丝竹空。下面主要介绍艾灸时会常用到的腧穴。

1.阳池穴

【位置】在腕背横纹中,当指总伸肌腱的尺侧缘凹陷处。

【取穴】屈指,沿手背部第四、五掌指关节向上至腕背侧横纹处可触及一凹陷,即为阳池穴(图2-2-149)。

【功能】生发阳气、沟通表里。

【主治】头痛、目赤肿痛、耳聋、喉痹等头面五官疾患;腕痛;消渴。

【灸法】艾炷灸3~5壮;艾条灸5~10 min。

2. 中渚穴

【位置】在手背,第4、5掌骨间,第4掌指关节近端凹陷中。

【取穴】让患者俯掌,掌心向下,中渚穴位于手背部位,小指与无名指指根间下2 cm手背凹陷处,用力按压,按压有酸胀感觉。或当无名指掌指关节的后方,第4、5掌骨间的凹陷处,即为中渚穴(图2-2-150)。

【功能】清热利咽、聪耳明目。

【主治】头痛、目赤、耳聋、耳鸣、肩背肘臂酸痛、热病、疟疾等病症。

【灸法】艾炷灸3~5壮;艾条灸5~10 min。

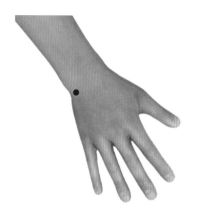　　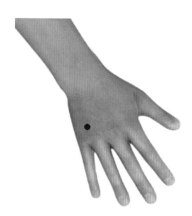

图2-2-149　阳池穴　　　　　图2-2-150　中渚穴

3. 液门穴

【位置】在手背,第4、5指间,指蹼缘上方赤白肉际凹陷中。

【取穴】坐位或仰卧位,在第4指与第5指的指缝上方,指蹼缘顶点处的赤白肉际处,即为液门穴(图2-2-151)。

【功能】清头聪耳、和解表里。

【主治】头痛、目赤、耳聋、耳鸣、齿龈肿痛、喉痹、疟疾、手背痛、咽喉炎、齿龈炎等病症。

【灸法】艾炷灸3~5壮;艾条灸5~10 min。

4. 关冲穴

【位置】在手指,第4指末节尺侧,指甲根角侧上方0.1寸(指寸)。

【取穴】正坐,举臂屈肘,掌心朝下,在自己的胸前,用另一只手四指轻抬四指端,弯曲大拇指,以指甲尖掐按无名指指甲旁穴位即是(图2-2-152)。

【功能】清心开窍、泄热解表。

【主治】头痛、目赤、耳鸣耳聋、咽喉肿痛、舌强、热病、昏厥、咽喉炎、扁桃体炎、结膜炎等。

【灸法】艾炷灸1~3壮;艾条灸3~5 min。

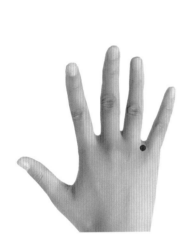 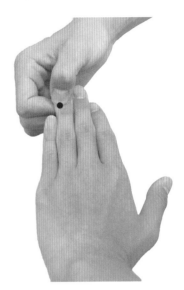

图2-2-151　液门穴　　　　　　图2-2-152　关冲穴

5. 肩髎穴

【位置】在三角肌区,肩峰角与肱骨大结节两骨间凹陷中。

【取穴】站立,将两个手臂伸直,肩峰的后下方会有凹陷,此凹陷处即为肩髎穴(图2-2-153)。

【功能】祛风湿、利关节。

【主治】臂痛、肩重不能举、中风瘫痪、肩关节周围炎等。

【灸法】艾炷灸3~5壮;艾条灸5~10 min。

6. 臑会穴

【位置】在臂外侧后区,肩峰角下3寸,三角肌的后下缘。

【取穴】可将前臂旋前,于肩头后侧肩髎穴直下3寸,下与天井相直处即是臑会穴(图2-2-154)。

【功能】清热利节、理气消痰。

【主治】瘰疬、瘿气、上肢臂痛、颈淋巴结炎、甲状腺肿等。

【灸法】艾炷灸3~5壮;艾条灸5~10 min。

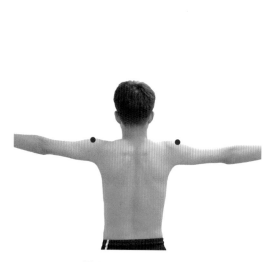

图2-2-153　肩髎穴

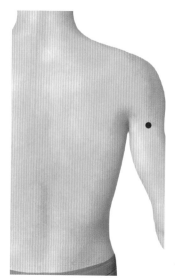

图2-2-154　臑会穴

7.天井穴

【位置】在肘后区,肘尖上1寸凹陷中。

【取穴】在臂外侧,屈肘时,肘尖穴直上1寸凹陷处,即为天井穴(图2-2-155)。

【功能】理气化痰、宁神通络。

【主治】胸胁痛、肘臂肩颈项痛、偏头痛、耳鸣耳聋、瘰疬、癫痫、瘿气等病症。

【灸法】艾炷灸5~7壮;艾条灸5~10 min。

8.四渎穴

【位置】在前臂后区,肘尖下5寸,尺骨与桡骨间隙中点。

【取穴】先在腕背横纹上找到阳池穴,阳池穴距离肘尖12寸,中点为6寸,患者自身拇指一横指的宽度为1寸。在阳池穴与肘尖连线的中点,向上1寸的位置,尺骨与桡骨之间即为四渎穴(图2-2-156)。

【功能】清利咽喉、聪耳。

【主治】耳聋、暴喑、齿痛、手臂痛、咽喉肿痛、上肢痹痛等病症。

【灸法】艾炷灸3~5壮;艾条灸5~10 min。

9.会宗穴

【位置】在前臂后区,腕背侧远端横纹上3寸,尺骨的侧缘。

【取穴】先找到尺骨,在尺骨的桡侧缘,腕背横纹上3寸(四指并拢的宽度)处,即为会宗穴(图 2-2-157)。

【功能】清热解郁、聪耳镇痉。

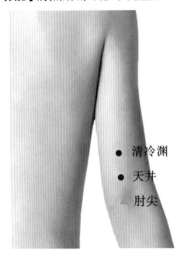

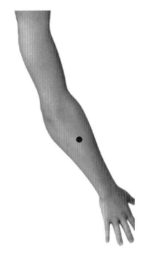

图 2-2-155　天井穴、清冷渊穴　　图 2-2-156　四渎穴

【主治】耳鸣、耳聋、齿痛、癫痫、上肢肌肤痛、胆囊炎等疾病。

【灸法】艾炷灸 3~5 壮;艾条灸 5~10 min。

10. 外关穴

【位置】在前臂外侧,腕背侧远端横纹上 2 寸,尺骨与骨间隙中点。

【取穴】先在腕背横纹找到阳池穴,在阳池与肘尖的连线上,腕背横纹上 2 寸(三指并拢的宽度),尺骨与桡骨之间,即为外关穴(图 2-2-158)。

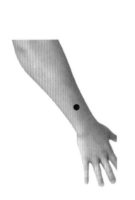

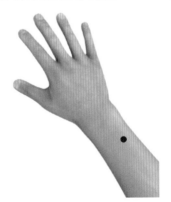

图 2-2-157　会宗穴　　　　　图 2-2-158　外关穴

【功能】解表清热、聪耳明目。

【主治】头痛、颊部肿痛、目赤肿痛、耳鸣、耳聋、瘰疬、热病、偏头痛等。

【灸法】艾炷灸 5 ~ 7 壮;艾条灸 5 ~ 10 min。

11. 耳门穴

【位置】在耳区,耳屏上切迹前,下颌骨髁状突后缘,张口有凹陷处。

【取穴】患者取坐位,先找到耳屏上切迹和下颌骨髁状突,张口时,在耳屏上切迹和髁突之间出现的凹陷处,即为耳门穴(图 2-2-159)。

【功能】开窍聪耳、泄热活络。

【主治】耳鸣、耳聋、齿痛、颈颌痛、聋哑、中耳炎、下颌关节炎等病症。

【灸法】艾炷灸 1 ~ 3 壮;艾条灸 3 ~ 5 min。

12. 角孙穴

【位置】在头部,耳尖正对发际处。

【取穴】患者取坐位,将耳郭向前对折,找到耳尖部位,从耳尖直上入发际处,即为角孙穴(图 2-2-160)。

【功能】清热散风、明目退翳。

【主治】头痛,项强;痄腮,齿痛;耳聋肿痛;目翳,目赤肿痛。

【灸法】艾炷灸 1 ~ 3 壮;艾条灸 3 ~ 5 min。

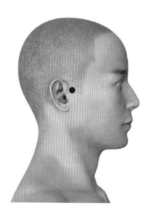 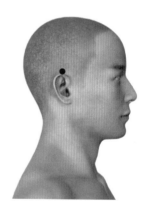

图 2-2-159　耳门穴　　　　　图 2-2-160　角孙穴

13. 颅息穴

【位置】在头部,角孙穴与翳风穴沿耳轮弧形连线的上 1/3 与下 2/3 的交点处。

【取穴】取正坐或侧卧位,找到角孙穴与翳风穴后,取耳轮弧形连线上 1/3 与下 2/3 的交点处(图 2-2-161)。

【功能】散风清热、镇惊聪耳。

【**主治**】头痛、喘息、呕吐涎沫、身热、耳鸣、耳聋、耳肿、小儿惊痫等。

【**灸法**】艾炷灸 1~3 壮;艾条灸 3~5 min。

14. 瘈脉穴

【**位置**】在头部,乳突中央,角孙与翳风沿耳轮弧形连线的上 2/3 与下 1/3 的交点处。

【**取穴**】坐位,先在耳尖直上入发际处找到角孙穴,在耳垂后方的凹陷处找到翳风穴,角孙穴和翳风穴沿耳轮连线中下 1/3 的位置,即为瘈脉穴(图 2-2-162)。

【**功能**】清热定惊、通窍聪耳。

【**主治**】头痛、目疾、耳鸣、耳聋、小儿惊风、癫痫、视神经炎、急性胃肠炎等病症。

【**灸法**】艾炷灸 1~3 壮;艾条灸 3~5 min。

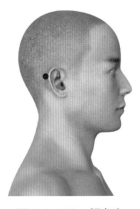

图 2-2-161　颅息穴

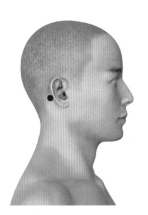

图 2-2-162　瘈脉穴

15. 翳风穴

【**位置**】在颈部,耳垂后方,乳突下端前方凹陷中。

【**取穴**】坐位,在耳垂的后方,乳突与下颌角之间的凹陷处,即为翳风穴(图 2-2-163)。

【**功能**】散风活络、聪耳消肿。

【**主治**】耳鸣、耳聋、口眼歪斜、面痛、牙关紧闭、颊肿、瘰疬等疾病。

【**灸法**】艾炷灸 3~5 壮;艾条灸 5~10 min。

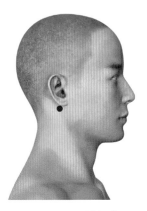

图 2-2-163　翳风穴

十一、足少阳胆经

(一)经络

1.经络循行路线

(1)体内路线:进入胸腔,沿胸膜腔间隙穿过膈肌裂孔到达肝胆周围的腹膜间隙,联络肝,联属胆,然后沿着腹壁腹膜间隙出于腹股沟处的缝隙,环绕外生殖器,横行到达阔筋膜张肌及股外侧肌之间(图2-2-164)。

(2)体表路线

1)头项部:足少阳胆经起于眼外角,沿额肌与颞肌之间缝隙上行于足阳明头维穴处,向下行颞肌后缘缝隙之间至耳上折行耳后乳突肌后缘,行胸锁乳突肌与斜方肌之间的间隙,至肩部,交会颈椎大椎穴之后,向前入锁骨上窝。

2)耳部支脉:从耳后分出,向前进入耳中,从耳前穿出,至眼外角后方。

3)面部支脉:从外眼角分出,向下穿颧弓沿咬肌前缘至大迎穴处,与手少阳相合上至眼眶下方,向下经咬肌高处下行于颈部手少阳路径与主干线合于锁骨上窝,进入体内循行。

4)躯干部:从锁骨上窝斜下抵腋下,沿胸大肌外侧到达肋弓下缘,然后在三层腹肌之间的肌肉间隙中穿行,到达大腿外侧与体内线路相合。

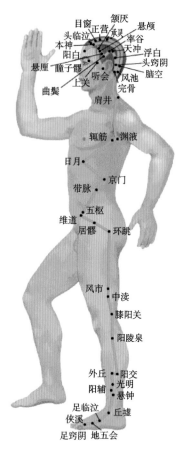

图2-2-164　足少阳胆经

5)下肢部:(大腿部)行于股外侧肌与髂胫束之间的缝隙至膝关节外侧。(小腿部)行于腓骨长短肌与趾长伸肌之间的缝隙,到达踝关节前下凹陷处。(足部)第4、5跖骨之间的缝隙,至第4趾外侧指甲角(图2-2-165)。

6)足部支脉:从脚背部分出,沿第1、2跖骨之间到大趾外甲角,从指甲根部绕行,出于足趾背短毛处(图2-2-165)。

2.对应的肌筋膜线

足少阳胆经与躯干-下肢外向和外旋筋膜线大致

对应(图2-2-166、图2-2-167)。

(1)躯干-下肢外向筋膜线的分析

1)颞肌和咬肌筋膜相连,并通过下颌骨角束韧带与颈深筋膜表层相连。颈深筋膜表层并包裹胸锁乳突肌,随后朝下延伸至脊椎。

2)髂肋肌、肋间肌是胸部外向运动的主力。

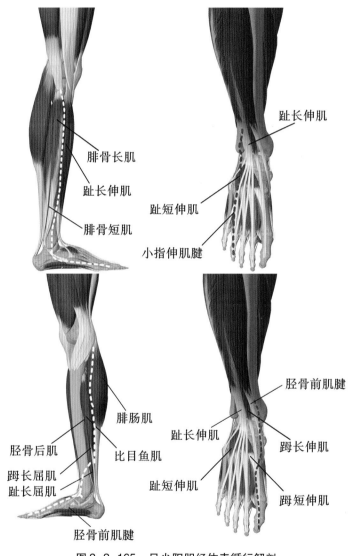

图2-2-165　足少阳胆经体表循行解剖

3)腰部腹斜肌与腹横肌、竖脊肌、腰方肌是外向运动的主力。

4）部分臀肌纤维源自胸腰筋膜,在其支撑力下,这些纤维在躯干侧向弯曲时可防止摔倒。

5）臀大肌止于髂胫束,阔筋膜张肌通过髂胫束牵拉腿部外侧筋膜,可完成髋的外侧运动和稳定膝关节的外侧。

6）第三腓骨肌和趾伸肌都起始于前面肌间隔的部分纤维和腿部的筋膜,并联合足部的背侧骨间肌参与足部外侧运动,它们的协同活动使踝关节向外侧运动。

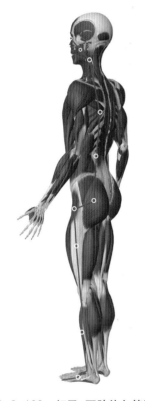 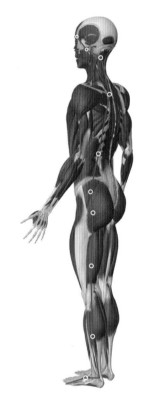

图2-2-166　躯干-下肢外向筋膜线　　　　图2-2-167　躯干-下肢外旋筋膜线

（2）躯干-下肢外旋筋膜线的分析

1）头部外旋是颞顶筋膜和颅筋膜,通过近端耳肌进行张力调整,并将张力沿躯干整个后侧部延伸至臀中肌。

2）下后锯肌筋膜在下肋处与内斜肌筋膜相连。腹内斜肌为腰部外旋转运动的拮抗肌,部分与臀中肌筋膜相连。

3）臀中肌可进行骨盆外旋运动,并与下方梨状肌外旋相连。

4)臀部深筋膜覆盖在由股方肌、闭孔内外肌、梨状肌和臀部肌肉的上方,并向下连接股二头肌短头。

5)腓骨长肌和短肌被腓筋膜室环绕使踝部外旋,并受股二头肌的牵拉。

6)趾短伸肌起于跟骨的前面部分可完成足部外旋或者足前部向外侧偏离。

3.功能　足少阳胆经的主要功能是贮藏和排出胆汁,主决断。

(1)贮藏和排出胆汁:贮藏于胆腑的胆汁,由于肝的疏泄作用,使之排泄,注入肠中,以促进饮食物的分解消化。

(2)主决断:胆主决断,包含两层含义:一是指胆在精神意识思维活动过程中,具有判断事物、做出决定的作用。二是胆汁的分泌不仅能协助消化水谷精微,还能根据人体的营养状态,决定吸收什么,拒绝什么,吸收的数量多少,通过何种途径到达何脏何腑,灌渗到皮脉肉筋骨的哪个层次哪个部位。这些也都归于胆的决断功能。

4.艾灸与经络　足少阳胆经主治"胆"方面所发生的病症。本经异常变动表现为:嘴里发苦,喜嗳气,胸胁痛不能转侧,甚则面部像蒙着微薄的灰尘,身体没有脂润光泽,小腿外侧热,如果足少阳部分的气血阻逆,会有厥冷、麻木、酸痛等症。

(二)腧穴

本经一条经络共44穴,分别是瞳子髎、听会、上关、颔厌、悬颅、悬厘、曲鬓、率谷、天冲、浮白、头窍阴、完骨、本神、阳白、头临泣、目窗、正营、承灵、脑空、风池、肩井、渊腋、辄筋、日月、京门、带脉、五枢、维道、居髎、环跳、风市、中渎、膝阳关、阳陵泉、阳交、外丘、光明、阳辅、悬钟、丘墟、足临泣、地五会、侠溪、足窍阴。下面主要介绍艾灸时会常用到的腧穴。

1.环跳穴

【位置】在臀区,股骨大转子最凸点与骶管裂孔连线的外1/3与内2/3交点处。

【取穴】自然站立,或侧卧,伸下足,屈上足,同侧手插腿臀上,四指在前,用大拇指指腹所在位置的穴位即是环跳穴(图2-2-168)。

【功能】祛风湿、利腰腿、通经络。

【主治】下肢痿痹、半身不遂、腰腿痛。

【灸法】艾炷灸5~7壮;艾条灸10~20 min。

2. 风市穴

【位置】位于大腿外侧中线上,腘横纹上 7 寸,股外侧肌和股二头肌之间。

【取穴】直立,或侧卧,手自然下垂,手掌轻贴大腿中线如立正状。以中指指腹所在位置的穴位即是风市穴(图 2-2-169)。

【功能】祛风化湿、疏通经络。

【主治】下肢痿痹、麻木、中风、半身不遂、脚气、遍身瘙痒等。

【灸法】艾炷灸 5~7 壮;艾条灸 10~20 min。

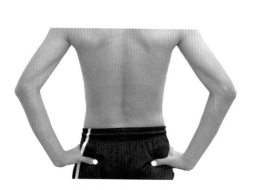 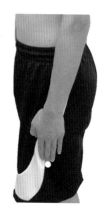

图 2-2-168　环跳穴　　　　图 2-2-169　风市穴

3. 阳陵泉穴

【位置】位于小腿外侧,腓骨头前下方凹陷中。

【取穴】坐位,屈膝成 90°,膝关节下方,腓骨小头前缘与下缘交叉处有一凹陷,即是阳陵泉穴(图 2-2-170)。

【功能】疏肝利胆、舒筋活络。

【主治】黄疸、胁痛、口苦、呕吐、吞酸、膝肿痛、下肢痿痹、小儿惊风、肩痛等。

【灸法】艾炷灸 5~7 壮;艾条灸 10~20 min。

4. 悬钟穴

【位置】位于小腿外侧,外踝尖上 3 寸,腓骨前缘。

【取穴】人的四指并拢的宽度大约为 3 寸,将四指并拢后放在外踝尖上腓骨前缘,可找到悬钟穴(图 2-2-171)。

【功能】平肝息风、益肾壮骨、通经活络。

【**主治**】颈项强痛、胸胁满痛、下肢痿痹;痴呆、中风等病症。

【**灸法**】艾炷灸5~7壮;艾条灸10~15 min。

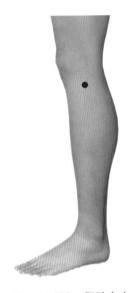 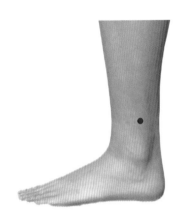

图2-2-170 阳陵泉穴　　　　图2-2-171 悬钟穴

5. 丘墟穴

【**位置**】在踝区,外踝的前下方,趾长伸肌腱的外侧凹陷中。

【**取穴**】位于足背,外踝前下方,当趾长伸肌腱的外侧,距跟关节间凹陷处即是丘墟穴(图2-2-172)。

【**功能**】疏肝健脾、扶正祛邪。

【**主治**】颈项痛、胸胁胀痛、下肢痿痹、目赤肿痛、疝气、外踝肿痛等病症。

【**灸法**】艾炷灸3~5壮;艾条灸5~10 min。

6. 瞳子髎穴

【**位置**】在头部,目外眦外侧0.5寸凹陷中。

【**取穴**】患者取仰卧位或坐位,在目外眦的外侧,眼眶的外缘可触及一个凹陷,凹陷当中即是瞳子髎(穴)(图2-2-173)。

【**功能**】疏散风热、明目退翳、平肝息风。

【**主治**】头痛、目痛、目赤、目翳、迎风流泪、视力减退、白内障、青盲、口眼歪斜等。

【**灸法**】艾炷灸1~3壮;艾条灸3~5 min。

7. 听会穴

【位置】面部耳屏前,耳屏间切迹与下颌骨髁状突之间的凹陷处。

【取穴】患者取仰卧位或坐位,在耳部耳屏与对耳屏之间形成的屏间切迹前方,下颌骨髁状突的后方有一凹陷,凹陷当中即是听会穴(图2-2-173)。

【功能】开窍通耳、通经活络。

【主治】耳聋、耳鸣、齿痛、面痛、头痛、腮肿、口眼歪斜等耳部及面口疾病。

【灸法】艾炷灸3~5壮;艾条灸5~10 min。

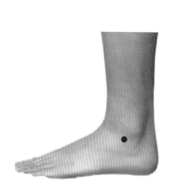

图2-2-172　丘墟穴

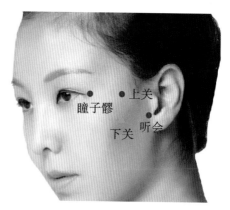

图2-2-173　瞳子髎穴、上关穴、下关穴、听会穴

8. 侠溪穴

【位置】在足背,第4、5趾间,趾蹼缘后方赤白肉际处。

【取穴】正坐,抬起一只腿,同侧手示指放在第4脚趾与第5脚趾缝之间,示指指腹下即是侠溪穴(图2-2-174)。

【功能】疏利胸胁、清热息风、消肿止痛。

【主治】惊悸、头痛、眩晕、颊肿、耳鸣、耳聋、目外眦赤痛、胁肋疼痛、膝股痛、足跗肿痛等。

【灸法】艾炷灸1~3壮;艾条灸5~10 min。

9. 足临泣穴

【位置】在足背,第4、5跖骨底结合部的前方,第5趾长伸肌腱外侧凹陷中。

【取穴】正坐,垂足,抬左足翘置于座椅上,伸左手,轻握左脚趾,四指在下,弯曲大拇指,用指甲垂直轻轻掐按第四趾关节后方穴位即是足临泣穴(图2-2-175)。

【功能】平肝熄风、化痰消肿。

【主治】目赤肿痛、肋胁疼痛、月经不调、偏头痛等病症。

【灸法】艾炷灸1~3壮;艾条灸5~10 min。

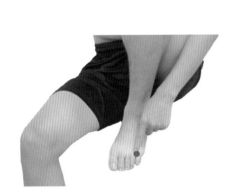

图2-2-174　侠溪穴

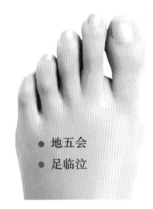

● 地五会
● 足临泣

图2-2-175　足临泣穴、地五会穴

10. 足窍阴穴

【位置】在足趾,第4趾末节外侧,趾甲根角侧后方0.1寸。

【取穴】第4趾趾甲外侧缘与下缘各做一垂线交点处,即是足窍阴穴(图2-2-176)。

【功能】平肝息风、聪耳明目。

【主治】头痛、目赤肿痛、耳聋、咽喉肿痛、热病、失眠、胁痛、咳逆、月经不调等。

【灸法】艾炷灸1~3壮;艾条灸5~10 min。

11. 本神穴

【位置】在头部,前发际上0.5寸,神庭穴旁开3寸,神庭穴与头维穴连线上。

【取穴】患者取仰卧位或坐位,头维穴与前正中线的距离为4.5寸,三等分,外1/3的位置是3寸,一个拇指的宽度为1寸,半个拇指是0.5寸,在前正中线旁开3寸入发际0.5寸的位置即是本神穴(图2-2-177)。

【功能】宁心安神、息风镇惊、清热止痛。

【主治】头痛、目眩、癫痫、小儿惊风、中风等病症。

【灸法】艾炷灸 3 ~ 5 壮;艾条灸 5 ~ 10 min。

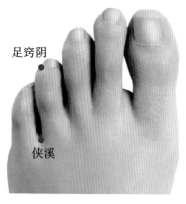

图 2-2-176　足窍阴穴、侠溪穴

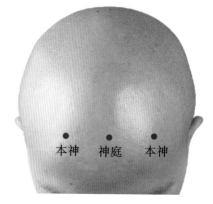

图 2-2-177　本神穴、神庭穴

12. 天冲穴

【位置】在头部,耳根后缘直上,入发际 2 寸。

【取穴】正立,双手抬起,掌心朝外将示指、中指和无名指并拢平贴于耳尖后,示指位于耳尖后发际,无名指所在位置的穴位即是天冲穴(图 2-2-178)。

【功能】消肿止痛、祛风定惊。

【主治】头痛、齿龈肿痛、耳鸣耳聋、癫痫、惊恐、甲状腺肿等病症。

【灸法】艾炷灸 1 ~ 3 壮;艾条灸 3 ~ 5 min。

13. 率谷穴

【位置】耳尖直上入发际线 1.5 寸,咀嚼时,以手按之有肌肉鼓动之处。

【取穴】患者取仰卧位或坐位,一般四个手指的宽度为 3 寸,两个手指就是 1.5 寸了,我们将耳郭向前折,耳尖直上 1.5 寸的位置就是率谷穴了(图 2-2-179)。

【功能】清热息风、通络利窍。

【主治】偏头痛,眩晕,小儿急、慢惊风,呕吐,结膜炎,角膜炎等病症。

【灸法】艾炷灸 1 ~ 3 壮;艾条灸 3 ~ 5 min。

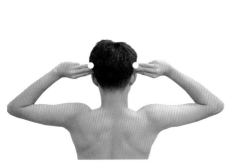

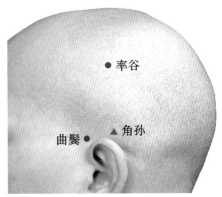

图 2-2-178　天冲穴　　　　　　　图 2-2-179　率谷穴、曲鬓穴

14. 悬厘穴

【位置】在头部,头维至曲鬓的弧形连线(其弧度与发弧度相应)的上 3/4 与下 1/4 交点处。

【取穴】仰卧位或坐位,找到头维穴与曲鬓穴两穴之间的弧形连线四等分,下 1/4 处即是悬厘穴(图 2-2-180)。

【功能】清热解表、消肿止痛。

【主治】偏头痛、目赤肿痛、耳鸣等病症。

【灸法】艾炷灸 1～3 壮;艾条灸 3～5 min。

15. 曲鬓穴

【位置】在头部,耳前鬓角发际后缘与耳尖水平线的交点处。

【取穴】仰卧位或坐位,找到耳前鬓发的后缘与耳尖水平线的交点处即是曲鬓穴(图 2-2-179)。

【功能】散风止痛、开关利窍。

【主治】头痛、齿痛、牙关紧闭、暴喑、颔颊肿、目赤肿痛、结膜炎、三叉神经痛等疾病。

【灸法】艾炷灸 1～3 壮;艾条灸 3～5 min。

16. 完骨穴

【位置】在头部,耳后乳突的后下方凹陷中。

【取穴】侧卧位或坐位,在耳后可以摸到一骨性突起,这就是耳后的高骨,在耳后高骨的后下方,即是完骨穴(图 2-2-181)。

【功能】祛风、清热、宁神。

【主治】癫痫;中风;头痛、颈项强痛、喉痹、颊肿、齿痛、口歪等头项五官及内科疾病。

【灸法】艾炷灸 3～5 壮;艾条灸 5～10 min。

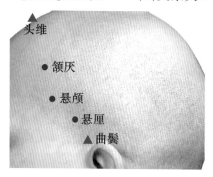

图 2-2-180　悬厘穴、悬颅穴、颔厌穴

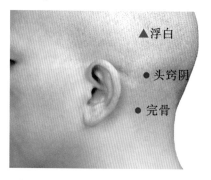

图 2-2-181　完骨穴、头窍阴穴

17. 正营穴

【位置】位于头部,前发际上 2.5 寸,瞳孔直上。

【取穴】患者取仰卧位或坐位,一般一个拇指的宽度为 1 寸,四指并拢的宽度为 3 寸,两指就是 1.5寸了,我们从瞳孔直上,入发际 1.5 寸的位置,先找到目窗穴,目窗穴上 1 寸的位置,就是正营穴了(图 2-2-182)。

【功能】清利头目、息风止痛。

【主治】偏头痛、目眩、齿痛、头项强痛、牙关不利、三叉神经痛等病症。

【灸法】艾炷灸 3～5 壮;艾条灸 5～10 min。

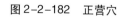

图 2-2-182　正营穴

18. 头临泣穴

【位置】位于头部,入前发际上 0.5 寸。

【取穴】仰卧位或坐位,双目需要向前平视,一般一个拇指的宽度为 1寸,半个拇指就是 0.5 寸,在瞳孔直上,入发际 0.5 寸的位置即为头临泣穴(图 2-2-183)。

【功能】散风清热、明目通鼻。

【主治】头痛、目眩、流泪、鼻塞、鼻渊;小儿惊痫、癫痫等。

【灸法】艾炷灸 3～5 壮;艾条灸 5～10 min。

19. 脑空穴

【位置】在头部,横平枕外隆凸的上缘,风池穴直上。

【取穴】仰卧位或坐位。沿着后正中线找到枕外隆凸,从枕外隆凸的中点向外量两横指,外侧可触及一个凹陷,凹陷当中即为脑空穴(图2-2-184)。

【功能】清热止痛、宁神镇惊、祛风开窍。

【主治】头痛、眩晕、颈项强痛等头项病;癫狂病、惊悸等神志病。

【灸法】艾炷灸3~5壮;艾条灸5~10 min。

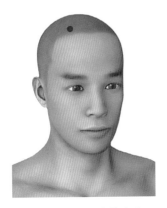 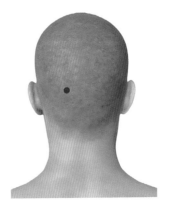

图2-2-183 头临泣穴　　　　　图2-2-184 脑空穴

20. 风池穴

【位置】在颈后区,枕骨之下,胸锁乳突肌上端与斜方肌上端之间的凹陷中。

【取穴】正坐,举臂抬肘,肘约与肩同高,屈肘向头,双手置于耳后,掌心向内,指尖朝上,四指轻扶头(耳上)两侧。大拇指指腹位置的穴位即是风池穴(图2-2-185)。

【功能】清头明目、祛风解毒、通利宫窍。

【主治】中风、癫痫、头痛等内风所致的病证;感冒、鼻塞等外风所致的病证;颈项强痛。

【灸法】艾炷灸3~7壮;艾条灸5~10 min。

21. 阳白穴

【位置】目正视,瞳孔直上,眉上1寸,在额肌中。

【取穴】正坐或仰卧位,眼向前平视,自眉中(正对瞳孔)直上1横指处即为阳白穴(图2-2-186)。

【功能】清头明目、祛风泻热。

【主治】目赤肿痛、视物模糊、眼睑眴动、眼睑下垂等眼部病证;口眼歪斜、前头痛等头面部病证。

【灸法】艾炷灸 3~5 壮;艾条灸 5~10 min。

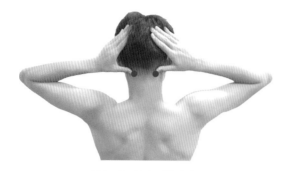

图 2-2-185　风池穴

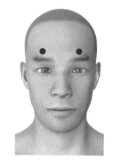

图 2-2-186　阳白穴

十二、足厥阴肝经

(一)经络

1. 经络循行路线

(1)体内路线:沿腹壁腹膜壁层间隙,沿着胃部两侧腹膜间隙到达肝胆处的腹膜间隙,联属肝,联络胆,向上穿膈肌裂孔分布胁肋处胸膜壁层间隙,然后循咽喉两侧胸膜间隙上行至喉、鼻咽后壁黏膜间隙进入颅腔,联系与眼球相联系的视神经,沿上眼眶出于额骨上行与督脉会于颠顶部(图 2-2-187)。

眼部支脉:从视神经处分出,沿下眼眶缝隙进入面颊内,沿口唇内侧环形。

体腔内支脉:从肝部分出,向上穿膈肌裂孔,沿与肺相联系的胸膜进入肺。

(2)体表路线:(足部)足厥阴肝经起于足大趾短毛处,向上行于第 1、2 跖骨之间,上行于内侧楔骨与中间楔骨之间的缝隙,至踝部足舟骨结节与胫骨前肌肌腱之间;(小腿部)于内踝上 3 寸左右斜上胫骨

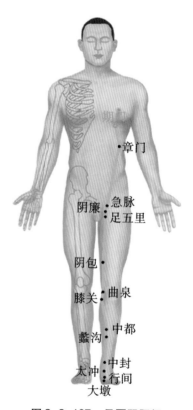

图 2-2-187　足厥阴肝经

后,行于趾长屈肌与比目鱼肌之间的缝隙,至膝关节内侧半膜肌腱前缘;(大腿部)行于股内侧肌与内收肌之间的缝隙至阴毛处,环绕外生殖器;从腹股沟缝隙处进入体内循行(图2-2-188)。

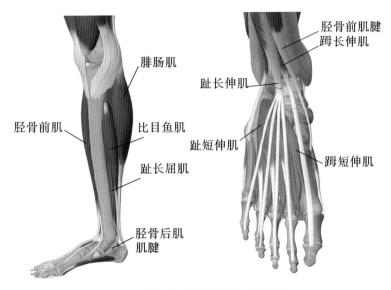

图2-2-188　足厥阴肝经体表循行解剖

2.对应的肌筋膜线　足厥阴肝经与躯干-下肢内旋筋膜线大致对应(图2-2-189)。

躯干-下肢内旋筋膜线的分析如下。

(1)为了准确描述运动,可将头、颈、胸、腰、骨盆分成左右两半,对应左右下肢。

(2)基于所牵动的下颌骨旋转运动,翼突间筋膜类似于头部内旋转运动的感知运动元素。蝶下颌韧带的翼状肌筋膜与斜角肌上方的颈深筋膜中层相连,而斜角肌又与部分胸锁乳突肌进行颈部内旋运动。

(3)颈深筋膜中层与附着在第一肋骨之上的斜角肌连接,然后直入肋间肌筋膜。

(4)因胸骨硬度问题,无法进行胸部内旋运动,肋间肌单侧收缩使胸部固定,可进行头颈部内旋和腰部内旋。

(5)腹部的内斜肌与横肌负责前拉活动,斜肌附着在骨盆内腹股沟韧带之上。由于这种附着关系,使得其可协调及感知躯干的内旋运动,让斜肌筋膜能就近运用张力。

（6）骨盆内旋运动的肌筋膜单元位于髂前上棘下方。阔筋膜张肌起于这里的骨突,当大腿是在开链时,完成髋部的内旋运动。当腿稳定地站在地面上时,即腿做闭链运动,它完成骨盆的内旋运动。

（7）腹股沟韧带调节腿部外旋和内旋之间的平衡。

（8）阔筋膜张肌和长收肌一起参于髋关节的内旋运动。

（9）踝部内旋转运动是由两块胫骨肌和踇长屈肌完成。

（10）足向内侧的旋转或足前部内部的偏离,主要由踇外展肌完成。

3. 功能　足厥阴肝经的主要功能有主疏泄、藏血、主筋、藏魂、开窍于目。

（1）主疏泄:所谓"疏泄",即指疏通、畅达、宣散、流通、排泄等综合生理功能。

肝主疏泄这一生理功能,涉及范围很广,一方面代表着肝本身的柔和舒展的生理状态,另一方面主要关系着人体气机的调畅。

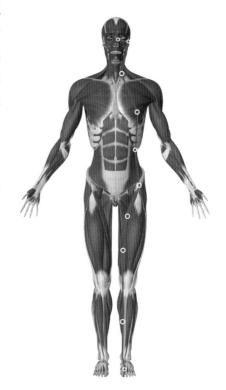

图 2-2-189　躯干-下肢内旋筋膜线

（2）藏血:肝藏血是指肝具有储藏血液和调节血量的功能。

（3）主筋:全身筋膜的弛张收缩活动与肝有关。

（4）主藏魂:指的是一种潜意识,一种隐忍和持久的心态。

（5）开窍于目:主要体现在视物的功能和眼的运动。

4. 艾灸与经络　足厥阴肝经负责血液循环,主治"肝"方面所发生的病症,本经异常变动就表现为:腰痛得不能前俯后仰,男人可出现小肠疝气,女人可出现小腹肿胀,严重的则咽喉干,面部像有灰尘,没有血色。

（二）腧穴

本经一条经络共14穴,分别是大敦、行间、太冲、中封、蠡沟、中都、膝关、曲泉、阴包、足五里、阴廉、急脉、章门、期门。下面主要介绍艾灸时会常用到的腧穴。

1. 中都穴

【位置】位于小腿内侧,内踝尖上 7 寸,胫骨内侧面的中央。

【取穴】髌尖与内踝尖连线中点下 0.5 寸,胫骨内侧面的中央即是中都穴(图 2-2-190)。

【功能】益肝藏血、行气止痛。

【主治】崩漏、恶露不尽、疝气、小腹痛、泄泻、下肢痿痹、胫部酸痛等。

【灸法】艾炷灸 3 ~ 5 壮;艾条灸 5 ~ 10 min。

2. 蠡沟穴

【位置】小腿前内侧,内踝尖上 5 寸,胫骨内侧面的中央。

【取穴】正坐,抬脚置另一腿上,以另一侧手除拇指外的四指并拢伸直,并将小指置于足内踝上缘处,则拇指下、胫骨内侧面的中央即是该穴(图 2-2-191)。

【功能】益肝调经、清热消肿。

【主治】月经不调、赤白带下等妇科病症;小便不利;疝气,睾丸肿痛;足胫疼痛等疾病。

【灸法】艾炷灸 3 ~ 5 壮;艾条灸 5 ~ 10 min。

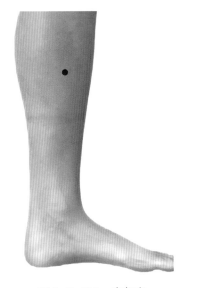

图 2-2-190　中都穴

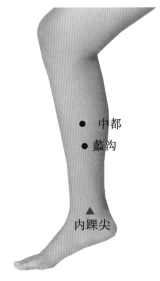

图 2-2-191　蠡沟穴

3. 中封穴

【位置】在踝前内侧,足内踝前,胫骨前肌肌腱的内侧缘凹陷中。

【取穴】患者取坐位或仰卧位,踇趾向上翘,此时在足背可见一条大筋,即胫骨前肌肌腱,在其内侧缘可触及一凹陷,即为中封穴(图2-2-192)。

【功能】疏肝健脾、理气消疝。

【主治】疝气;阴缩,阴茎痛,遗精;小便不利;腰痛、少腹痛、内踝肿痛等痛证。

【灸法】艾炷灸3~5壮;艾条灸5~10 min。

4. 太冲穴

【位置】在足背,第1、2跖骨间,跖骨底结合部前方凹陷中,或触及动脉搏动即为太冲穴。

【取穴】坐位或卧位,于足背处沿第1、第2趾间横纹向上推,感觉到有一凹陷处即是太冲穴(图2-2-193)。

【功能】平肝息风、清热利湿、通络止痛。

【主治】目赤肿痛、咽痛;遗尿、癃闭、月经不调;黄疸、胁痛;小儿惊风;下肢痿痹、足跗肿痛。

【灸法】艾炷灸3~5壮;艾条灸5~10 min。

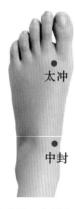

图2-2-192 中封穴、太冲穴

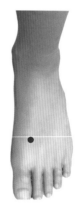

图2-2-193 太冲穴

十三、任脉

(一)经络

1. 经络循行路线 任脉与督脉的循行路线,与十二经相比较,没有确切的体腔内外循行路径,循行经过的组织结构之间的缝隙也不像十二经那样清晰。由于其经脉循行过程中与众多经脉在皮脉肉筋骨各个层次多有交会,其深层次的结构还需要更深入的研究来确定。

任脉循行的基本结构如下:起于小腹内,从小腹软组织缝隙处向下行于会阴部位,再向上行于阴毛、小腹、上腹部正中的腹白线(为腹部腹外斜肌、腹内斜肌及腹横肌肌腱交织而成的结构)与壁腹膜的缝隙内,向上至胸部皮下筋膜与胸骨骨膜的缝隙中,至咽喉与皮下筋膜之间,上行环绕口唇与牙床之间的缝隙,继续上行沿面颊浅筋膜的缝隙至目下(图2-2-194)。

2.对应的肌筋膜线　胸部的前向运动因为胸骨所造成的固定性只存在于运动知觉中。

腰部前向运动是由左、右两侧的腹直肌所完成,脐上的肌肉被横向腱划交错中断,这些腱划会与腱膜筋膜连接,形成筋膜张力肌。

骨盆前向运动部分是由终点接入于耻骨的下腹直肌,部分是由髂腰肌所完成。髂筋膜连接腹横肌筋膜,包覆下腹直肌的内壁及股四头肌的股内侧肌。

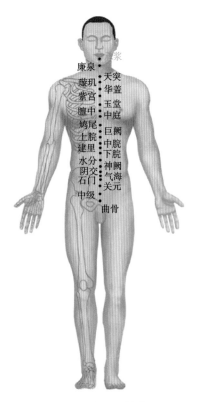

图2-2-194　任脉

3.功能　总任一身之阴经调节阴经气血,为"阴脉之海":任脉循行于腹部正中,腹为阴,说明任脉对一身阴经脉气具有总揽、总任的作用。另外,足三阴经在小腹与任脉相交,手三阴经借足三阴经与任脉相通,因此任脉对阴经气血有调节作用,故有"总任诸阴"之说。

调节月经,妊养胎儿:任脉起于胞中,具有调节月经,促进女子生殖功能的作用,故有"任主胞胎"之说。

4.艾灸与经络　任脉总任一身之阴经,调节阴经气血,为"阴脉之海"。它与人体的生殖、泌尿、消化系统以及脏腑功能密切相关。同时,任脉上分布着许多重要的穴位,如关元、气海、神阙等,这些穴位在中医养生和治疗中具有极其重要的地位。因此艾灸任脉可温通经络、培补元气、调节脏腑功能以及养生保健。

(二)腧穴

本经络共24个穴位,分别是会阴、曲骨、中极、关元、石门、气海、阴交、神阙、水分、下脘、建里、中脘、上脘、巨阙、鸠尾、中庭、膻中、玉堂、紫宫、华盖、璇玑、天突、廉泉、承浆。下面主要介绍艾灸时会常用到的腧穴。

1. 中极穴

【位置】在下腹部,脐中下 4 寸,前正中线上。

【取穴】仰卧位,找到肚脐和耻骨联合,二者的距离为 5 寸,将其五等分,下 1/5 的位置也就是肚脐下 4 寸即为中极穴(图 2-2-195)。

【功能】调经止带、益肾兴阳。

【主治】带下、阳痿、痛经、产后恶露不下、肾炎、膀胱炎、盆腔炎等病症。

【灸法】艾炷灸 5~7 壮;艾条灸 10~15 min。

2. 阴交穴

【位置】下腹部,脐下 1 寸,前正中线上。

【取穴】仰卧位,找到肚脐与耻骨联合,二者的距离为 5 寸,将其五等分,上 1/5 的位置也就是肚脐下 1 寸即为阴交穴(图 2-2-196)。

【功能】调经固带、利水消肿、温中散寒。

【主治】腹痛,疝气;水肿,小便不利;月经不调、崩漏、带下等妇科病。

【灸法】艾炷灸 3~7 壮;艾条灸 10~20 min。

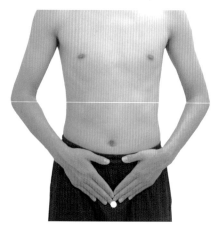

图 2-2-195　中极穴

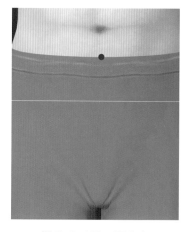

图 2-2-196　阴交穴

3. 中脘穴

【位置】位于上腹部,当前正中线上,脐中上 4 寸。

【取穴】取剑骨突与肚脐的中点即为中脘穴(图 2-2-197)。

【功能】和胃健脾、通调腑气。

【主治】胃脘痛、腹胀、腹中包块、泄泻、便秘、不思饮食、呕吐、黄疸。

【灸法】艾炷灸 5 ~ 10 壮；艾条灸 15 ~ 30 min。

4. 上脘穴

【位置】位于上腹部,前正中线上,当脐中上 5 寸处。

【取穴】仰卧位,先找到胸骨体下方的胸剑联合(即剑突),胸剑联合到肚脐的距离为 8 寸,一半就是 4 寸,再将上 1/2 的部位 4 等分,这样我们就在前正中线上肚脐上 5 寸的位置即为上脘穴(图 2-2-198)。

【功能】和胃健脾、通降腑气。

【主治】胃痛、呕吐、呃逆、腹胀等胃腑病证;癫痫。

【灸法】艾炷灸 3 ~ 7 壮；艾条灸 5 ~ 15 min。

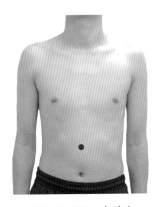

图 2-2-197　中脘穴

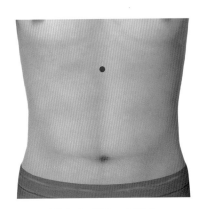

图 2-2-198　上脘穴

5. 巨阙穴

【位置】位于上腹部,前正中线上,当脐中上 6 寸。

【取穴】位于腹部中部,左右肋骨相交之处,再向下二指宽即为此穴(图 2-2-199)。

【功能】安神宁心、宽胸止痛。

【主治】胸痛、心痛、心烦、惊悸、尸厥、癫狂、痫证、健忘、胸满气短、咳逆上气、腹胀暴痛、呕吐、呃逆、噎膈、吞酸、黄疸、泄利。

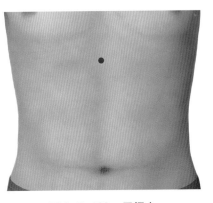

图 2-2-199　巨阙穴

【灸法】艾炷灸 3~5 壮;艾条灸 5~10 min。

6. 中庭穴

【位置】上腹部,人体前正中线上,剑胸结合中点处。

【取穴】正坐,伸双手向胸,手掌放松,约成瓢状,掌心向下,中指第一骨节置于双乳的中点第二骨节处即是中庭穴(图 2-2-200)。

【功能】宽胸理气、疏膈利气、和胃降逆。

【主治】胸肋支满、胸腹胀满、噎嗝、呕吐、心痛、梅核气、小儿吐乳。食管炎、食管狭窄、贲门痉挛等。

【灸法】艾炷灸 3~5 壮;艾条灸 5~10 min。

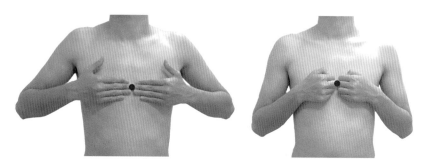

图 2-2-200　中庭穴

7. 膻中穴

【位置】膻中穴在胸部,横平第 4 肋间,前正中线上。

【取穴】在胸部,前正中线上。男子于胸骨中线与两乳头连线之交点处取穴,女子则于胸骨中线平第 4 肋间隙处取穴(图 2-2-201)。

【功能】利上焦、宽胸膈、降气通络。

【主治】咳嗽、气喘、胸闷、心痛、噎膈、呃逆等胸中气机不畅的病证;乳少、乳痈、乳癖等乳房疾患。

【灸法】艾炷灸 5~7 壮;艾条灸 10~20 min。

8. 天突穴

【位置】位于颈前区,胸骨上窝中央,前正中线上。

【取穴】正坐,找到胸骨位置,胸骨上窝中央即是(图 2-2-202)。

【功能】宣通肺气、消痰止咳。

【主治】咳嗽、哮喘、胸中气逆、咳吐脓血、咽喉肿痛、暴喑、瘿瘤、梅核气。

【灸法】艾炷灸 3~5 壮;艾条灸 5~10 min。

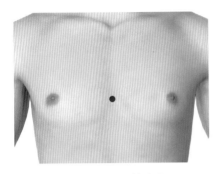

图 2-2-201　膻中穴

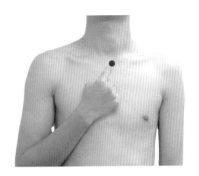

图 2-2-202　天突穴

9. 廉泉穴

【位置】在颈前区,喉结上方,舌骨上缘凹陷中,前正中线上。

【取穴】仰卧位或坐位。取坐位时要仰头。在下颌和喉结的中点处,可以摸到舌骨体,在舌骨体上缘的中点即为廉泉穴(图 2-2-203)。

【功能】开窍除痰、清火利咽。

【主治】口腔炎、舌炎、口舌生疮;脑血管后遗症、声带麻痹、舌根部肌肉萎缩。

【灸法】艾炷灸 2~3 壮;艾条灸 3~5 min。

10. 承浆穴

【位置】在面部,颏唇沟的正中凹陷处。

【取穴】仰卧位或坐位,在嘴唇下方,嘴唇与下颌之间找到颏唇沟,其中点凹陷处即为承浆穴(图 2-2-204)。

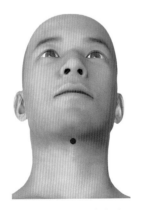

图 2-2-203　廉泉穴

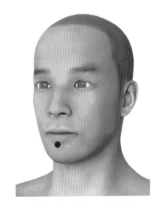

图 2-2-204　承浆穴

【功能】生津敛液、舒筋活络。

【主治】口眼歪斜、面肿、龈肿、齿痛、口腔溃疡、三叉神经痛、小便不禁、癫狂等。

【灸法】艾条灸 5 ~ 10 min。

十四、督脉

(一)经络

1.经络循行路线　督脉循行路径经过头、项、背腰部,且有特定路径联系脑、心、肾等脏器,其循行结构较为复杂,对临床具有重要指导意义。

其循行基本结构如下:督脉起于小腹内,向下出会阴,向后向上在腰背部沿脊柱的各层组织结构缝隙上行(斜方肌、菱形肌、竖脊肌及深层肌肉之间的缝隙);经项部项韧带斜方肌、头夹肌之间的缝隙上行头部;沿头部帽状腱膜、两侧头半棘肌及顶骨之间的缝隙进入颅腔,联络脑;再沿头部正中线,上至颠顶;沿头部帽状腱膜及两侧额肌的缝隙之间,下行鼻柱至鼻尖;过人中沟,至上齿正中的齿龈缝隙之间。

督脉的分支:第一支,与冲、任二脉同起于胞中,出于会阴部,在尾骨端与足少阴肾经、足太阳膀胱经的脉气会合,贯脊,属肾。第二支,从小腹直上贯脐,向上贯心,至咽喉与冲、任二脉相会合,到下颌部,环绕口唇,至两目下中央。第三支,与足太阳膀胱经同起于眼内角,上行至前额,于颠顶交会,进入颅腔联络于脑,再出颅腔下项,沿肩胛骨内脊柱两旁膀胱经路线到达腰部,进入脊柱两侧的肌肉缝隙,与肾相联络(图 2-2-205)。

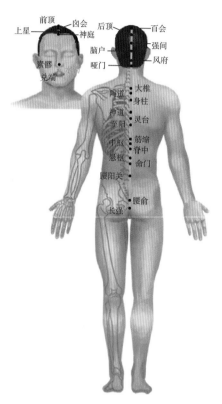

图 2-2-205　督脉

2.对应的肌筋膜线　口轮匝肌的肌纤维大多集中在上下唇的中央

缝,这些纤维提供近端内向运动序列的张力。在同序列另一远端的张力是由耻骨(锥状肌)和尾骨下面(尾骨肌)提供。

下唇的中央缝是连到颈部的白线,上唇的中央缝是颅筋膜的中间纤维的顶端终点,向后连接项韧带。项韧带延续到胸椎、腰椎及骨盆的棘上韧带及棘间韧带。

颈白线连续到胸骨前筋膜及在脐上方的白线和脐下方的白线。

在骨盆区域,这些中央胶原纤维有肌肉提供张力。在前方,是锥状肌接入白线及后方从尾骨起源的耻骨尾骨肌。

骨盆腔横隔筋膜是大腿内收肌筋膜的起源处。肱骨的内收肌(背阔肌和胸大肌)在前方起始自胸骨筋膜,在后方起始自棘上韧带。

3. 功能　督脉其主要作用是调节和协调人体的阴阳平衡,促进人体的生理功能正常运转。体现在调节精气神、调节五脏六腑、促进血液循环、平衡周身经络。

4. 艾灸与经络　督脉与脑相连,督脉有问题就会项背强直、牙关紧闭、头痛、四肢抽搐,甚则神志昏迷、发热。督脉与肝肾关系密切,督脉不通就会头昏头重、眩晕、健忘;两耳通于脑,脑髓不足则耳鸣耳聋;督脉沿脊上行,督脉不通则腰脊酸软,佝偻形俯。督脉主司生殖,督脉阳气虚衰则背脊畏寒,阳事不举,精冷薄清,遗精;女子小腹坠胀冷痛,宫寒不孕,腰膝酸软。

(二)腧穴

本条经络共 28 个穴位,分别是长强、腰俞、腰阳关、命门、悬枢、脊中、中枢、筋缩、至阳、灵台、神道、身柱、陶道、大椎、哑门、风府、脑户、强间、后顶、百会、前顶、囟会、上星、神庭、素髎、水沟、兑端、龈交。下面主要介绍艾灸时会常用到的腧穴。

1. 长强穴

【位置】在会阴区,尾骨下方,尾骨端与肛门连线的中点处。

【取穴】患者取仰卧位,我们找到尾骨之端,在尾骨之端与肛门连线的中点处即为长强穴(图 2-2-206)。

【功能】宁神镇痉、通便消痔。

【主治】腹泻、痢疾、便血、便秘、痔疮、脱肛等肠腑病症;癫狂痫;腰脊及尾骶部疼痛等。

【灸法】艾炷灸 5～10 壮,或艾条灸 5～10 min。

2.腰阳关穴

【位置】在脊柱区,第4腰椎棘突下凹陷中,后正中线上。

【取穴】先按取两髂嵴,髂嵴平线与正中线交点处相当于第4腰椎棘突,棘突下方凹陷处即是腰阳关(图2-2-207)。

【功能】祛寒除湿、温经通脉。

【主治】月经不调、赤白带下、功能性子宫出血、睾丸炎、遗精、阳痿、肾下垂、膀胱麻痹、脊髓炎、腰骶痛、坐骨神经痛、下肢痿痹及慢性肠炎等。

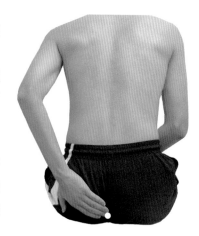

图2-2-206　长强穴

【灸法】艾炷灸3~7壮;或艾条灸5~15 min。

3.悬枢穴

【位置】脊柱区,第1腰椎棘突下凹陷中,后正中线上。

【取穴】正坐或俯卧位。先确定命门穴的位置,再从命门沿后正中线向上摸1个椎体(即第1腰椎),其棘突下凹陷处即为此穴(图2-2-208)。

【功能】助阳健脾、通调肠气。

【主治】腰脊强痛、腹胀、腹痛、泄泻、痢疾、增生性脊椎炎等病症。

【灸法】艾炷灸3~7壮。或艾条灸5~15 min。

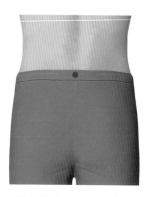

图2-2-207　腰阳关穴

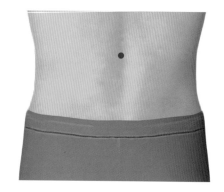

图2-2-208　悬枢穴

4.中枢穴

【位置】在脊柱区,第10胸椎棘突下凹陷中,后正中线上。

【取穴】俯卧位,两个肩胛下角,横平第 7 胸椎,再往下数 3 个椎体,就是第 10 胸椎,后正中线第 10 胸椎棘突下方的凹陷中即为中枢穴(图 2-2-209)。

【功能】健脾利湿、清热止痛。

【主治】呕吐、胃痛、腹满、食欲不振等脾胃病症;黄疸;腰背疼痛。

【灸法】艾炷灸 3~5 壮;艾条灸 5~10 min。

5. 至阳穴

【位置】在第 7 胸椎棘突下凹陷中,后正中线上。

【取穴】坐位,两个肩胛下角横平第 7 胸椎,第 7 胸椎下方的凹陷即为至阳穴(图 2-2-210)。

【功能】利胆退黄、宽胸利膈。

【主治】咳嗽、气喘、黄疸、胸胁胀闷、脊背强痛以及肝炎、胆囊炎、疟疾等。

【灸法】艾炷灸 3~5 壮;艾条灸 5~10 min。

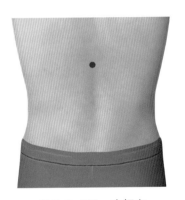
图 2-2-209　中枢穴

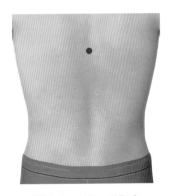
图 2-2-210　至阳穴

6. 身柱穴

【位置】脊柱区,第 3 胸椎棘突下凹陷中,后正中线上。

【取穴】坐位,两个肩胛下角横平第 7 胸椎,往上数 4 个椎体,第 3 胸椎下方的凹陷即为身柱穴(图 2-2-211)。

【功能】宣肺清热、宁神镇痉。

【主治】身热、咳嗽、气喘、惊厥、癫痫、脊背强痛、疔疮及百日咳、支气管炎、肺炎、肺结核、癔症等。

【灸法】艾炷灸 3~7 壮;或艾条灸 5~15 min。

7.大椎穴

【位置】在颈后部,第 7 颈椎棘突下凹陷中,后正中线上。

【取穴】坐位,头微向前倾,脖子后面的最高的骨头就是第 7 颈椎,高骨下方就是第 7 颈椎的凹陷,即为大椎穴(图 2-2-212)。

【功能】清热解表、截疟止痛。

【主治】发热、中暑、精神病、癫痫、支气管炎、哮喘、肺结核、肺气肿、肝炎、血液病、湿疹、瘫痪、肩背痛。

【灸法】艾条灸 10 ~ 15 min。

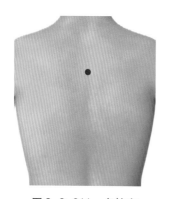

图 2-2-211　身柱穴

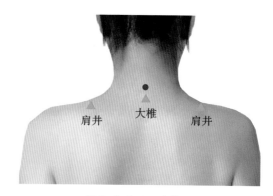

图 2-2-212　大椎穴

8.百会穴

【位置】头部,前发际正中直上 5 寸。

【取穴】正坐或仰卧位取穴,取两耳尖连线与正中线相交处,按压有凹陷处即为该穴(图 2-2-213)。

【功能】息风醒脑、升阳固脱。

【主治】头痛、目眩、鼻塞、耳鸣、中风、失语、脱肛、阴挺、久泻久痢等。

【灸法】艾条灸 10 ~ 15 min。

9.神庭穴

【位置】在头部,前发际正中直上 0.5 寸。

【取穴】坐位,一个拇指的宽度为一寸,那么半个拇指就是 0.5 寸,这样,我们就在前正中线前发际直上零点五寸的位置,找到了神庭穴(图 2-2-214)。

【功能】宁神醒脑、降逆平喘。

【**主治**】头痛、眩晕、目赤肿痛、泪出、目翳、雀目、鼻渊、鼻衄、癫狂、痫证、角弓反张。

【**灸法**】艾条灸 10 ~ 15 min。

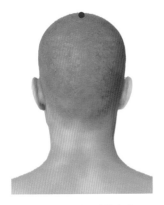

图 2-2-213　百会穴

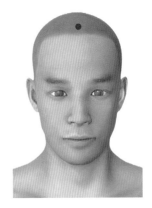

图 2-2-214　神庭穴

第三节　经外常用灸穴

一、头部

1. 四神聪穴

【**位置**】在头部，百会前后左右各旁开 1 寸，共 4 个穴位（图 2-3-1）。

【**取穴**】先取百会穴，百会穴位于两耳尖直上连线与前发际正中到后发际正中连线的交点处。前神聪在百会穴前 1 寸（同身寸，即患者自身大拇指指间关节的宽度为 1 寸）；后神聪在百会穴后 1 寸；左神聪在百会穴左旁开 1寸；右神聪在百会穴右旁开 1 寸。

【**功能**】健脑安神、温阳散邪。

【**主治**】头痛、眩晕、癫狂、痫证、失眠、健忘、偏瘫、脑积水、大脑发育不全。

【**灸法**】灸 1 ~ 3 壮，或温灸 3 ~ 5 min。

2. 印堂

【**位置**】在前额部，两眉头间连线与前正中线交汇处（图 2-3-2）。

【**取穴**】正坐或仰卧位，可直接在两眉之间中点处找到印堂穴。在取穴时,通常采用体表标志定位法,该穴是一个比较容易定位的穴位。

【功能】祛风通窍、息风宁神。

【主治】头痛,头晕,鼻渊,鼻塞,感冒,急、慢惊风,失眠。

【灸法】艾条悬灸(多用温和灸或雀啄灸)5~10 min,或隔姜灸3~5壮。

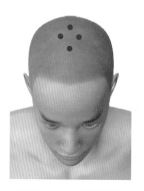
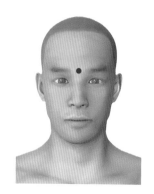

图2-3-1　四神聪穴　　　　　　图2-3-2　印堂穴

3. 上迎香穴

【位置】位于面部,鼻翼软骨与鼻甲的交界处,近鼻唇沟上端处。

【取穴】患者取仰卧位或坐位,在鼻唇沟上方,可以找到鼻翼软骨与鼻甲的交界,即为上迎香穴(图2-3-3)。

【功能】祛风邪、通鼻窍。

【主治】各型鼻炎,如过敏性、肥大性、萎缩性鼻炎,鼻窦炎,头痛,鼻塞。

【灸法】艾条灸5~10 min。

4. 牵正穴

【位置】在面颊部,耳垂前0.5~1.0寸。

【取穴】仰卧位或坐位,一般一个拇指的宽度为1寸,找到耳垂,在耳垂前方约半个拇指的宽度的地方,可以触及明显的压痛点,即为牵正穴(图2-3-4)。

【功能】疏风泄热、通经活络。

【主治】口眼歪斜、下牙痛、面神经麻痹、腮腺炎。

【灸法】直接灸或隔姜灸3~7壮,温和灸5~10 min。

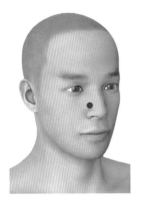

图2-3-3　上迎香穴

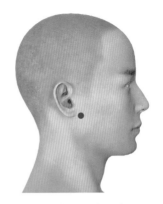

图2-3-4　牵正穴

5.翳明穴

【位置】在颈部,翳风穴后1寸。

【取穴】在颈部,耳垂后方,下颌骨和乳突之间的凹陷处(图2-3-5)。

【功能】祛风明目。

【主治】目疾,如近视、远视、雀目、青盲、早期白内障;耳鸣、眩晕、头痛。

【灸法】艾条悬灸5~10 min。

6.安眠穴

【位置】项部后枕区,三焦经翳风穴与胆经风池穴连线中点处。

【取穴】俯卧位或坐位,先找到风池穴和翳风穴,两穴连线的中点即为安眠穴(图2-3-6)。

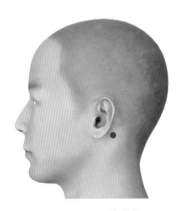

图2-3-5　翳明穴

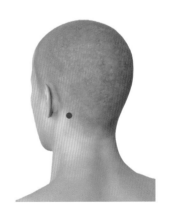

图2-3-6　安眠穴

149

【功能】镇静安神。

【主治】失眠,眩晕,心悸,癫痫,精神病。

【灸法】艾灸 3 ~ 5 壮,或直接灸 5 ~ 10 min。

7. 扁桃穴

【位置】在颈部,当下颌角直下 0.5 寸(图 2-3-7)。

【功能】泄热利咽。

【主治】急性扁桃体炎、急慢性咽炎、腮腺炎、声音嘶哑等。

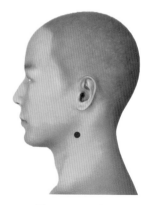

图 2-3-7　扁桃穴

二、胸腹部

1. 三角灸穴

【位置】在下腹部,顶角置脐心,作等边三角形,以口角长度为一边,底边水平,两底角处为本穴。

【取穴】仰卧位,以患者两口角之间的距离作为底边,以肚脐为顶点,作一等边三角形,底边水平两底角即为三角灸穴(图 2-3-8)。

【功能】温阳散寒、行气止痛。

【主治】绕脐痛、腹痛、冷心痛、肠炎泄泻、胃痉挛、疝气偏坠、奔豚气绕脐上冲、妇人不孕、两丸塞塞、狐疝。

【灸法】艾炷灸 5 ~ 7 壮,左取右,右取左。

2. 利尿穴

【位置】位于下腹部,腹正中线上,脐下 2.5 寸处,或神阙穴与曲骨穴连线的中点处。

【取穴】可以先找到肚脐,然后用手指向下量约 2.5 寸的位置,此处即为利尿穴。在取穴时,要注意保持身体放松,以准确找到穴位位置。

【功能】利尿通淋、益气固脱。

【主治】癃闭,小便淋漓,血尿,泄泻,痢疾,子宫下垂,胃下垂。

【灸法】灸 3 ~ 5 壮,或温灸 5 ~ 10 min。

3. 脐中四边

【位置】位于腹部,脐中上、下、左、右各开 1 寸处(包括脐上水分和脐下阴交两个任脉经穴),计 5 穴(图 2-3-9)。

【取穴】先找到肚脐位置,然后向上下左右四个方向,距离肚脐 1 寸的地方,即为脐中四边穴。1 寸大约是患者拇指关节的宽度。

【功能】温中行气、消滞化浊。

【主治】消化不良、胃脘疼痛、腹中雷鸣、泄泻、急性胃肠炎、慢性胃肠炎、胃痉挛、胃扩张、痢疾、疝气、小儿暴痫、一切痉挛性疾病、水肿、食物中毒等。

【灸法】脐中用隔盐灸或温灸 10 ~ 15 min。

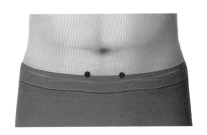

图 2-3-8　三角灸穴

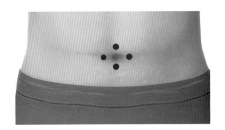

图 2-3-9　脐中四边

4. 提托穴

【位置】在下腹部,脐下 3 寸,前正中线旁开 4 寸处,左右各一穴左右旁开各 4 寸(图 2-3-10)。

【取穴】先确定耻骨联合上缘中点,从该点向上量 2 寸(同身寸),再旁开 4 寸(同身寸)即为提托穴。

【功能】升阳举陷,通经止痛。

【主治】子宫脱垂,肾下垂,腹胀,腹痛,痛经,疝痛等。

【灸法】灸 3 ~ 7 壮,或温灸 5 ~ 15 min。

5. 子宫穴

【位置】在下腹部,脐中下 4 寸,前正中线旁开 3 寸。

【取穴】正坐,左手向下示指指尖放在中极穴上,小指指尖所在的位置即是子宫穴(图 2-3-11)。

【功能】调经止带、理气和血。

【主治】阴挺、月经不调、痛经、崩漏、不孕等妇科病。

【灸法】艾炷灸 5 ~ 7 壮 ,或艾条灸 10 ~ 15 min。

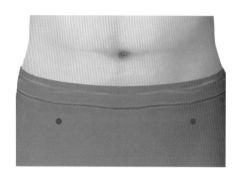

图 2-3-10　提托穴

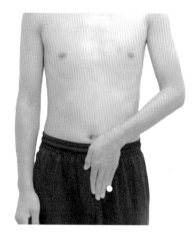

图 2-3-11　子宫穴

三、背腰部

1. 定喘穴

【位置】在脊柱区,横平第 7 颈椎棘突下,后正中线旁开 0.5 寸。

【取穴】低头,颈背交界椎骨高突处椎体下(即大椎)旁开半横指处即是定喘穴(图 2-3-12)。

【功能】理气宣肺,止咳定喘。

【主治】呼吸系统病症:哮喘,咳嗽,支气管炎等;运动系统疾病:肩背痛,上肢疼痛不举,麻痹,瘫痪以及落枕等;还可治疗荨麻疹,头后部痛等。

【灸法】艾炷灸 3 ~ 5 壮,艾条灸 5 ~ 10 min。

2. 痞根穴

【位置】在腰部,第 1 腰椎棘突下,后正中线旁开 3.5 寸。

【取穴】俯卧体位,在肚脐水平线与后正中线交点处,向上推 1 个椎体(横平第 1 腰椎),在其棘突下,旁开 3.5 寸处即是痞根穴(图 2-3-13)。

【功能】健脾和胃,理气止痛。

【主治】痞块,肝脾大,疝痛。

【灸法】艾炷灸 3 ~ 7 壮。

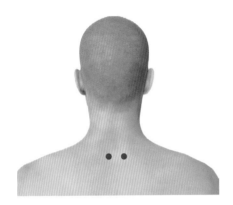

图 2-3-12 定喘穴

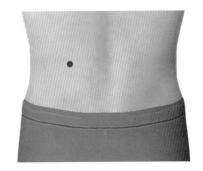

图 2-3-13 痞根穴

3. 腰眼穴

【位置】在腰部,第 4 腰椎棘突下,旁开约 3.5 寸凹陷中。

【取穴】俯卧位,一般一个拇指的宽度为 1 寸,半个拇指就是 0.5 寸,2 个髂嵴连线横平第 4 腰椎肩胛骨内缘与后正中线的距离为 3 寸,在第 4 腰椎脊突下后正中线旁开 3.5 寸的位置即为腰眼穴(图 2-3-14)。

【功能】活血通络,强腰健肾。

【主治】腰痛,虚劳,妇科疾患。

【灸法】艾炷灸 5~7 壮,或艾条灸 5~10 min。

4. 华佗夹脊穴

【位置】华佗夹脊也称夹脊,位于腰背部脊椎区,在第 1 胸椎至第 5 腰椎棘突下两侧,后正中线旁开 0.5 寸处,每侧 17 穴,共 34 穴,通常伏或俯卧位取穴(图 2-3-15)。

【取穴】俯伏或俯卧位,在所有脊柱棘突间两侧,后正中线旁开 0.5 寸处取穴。

【功能】调理脏腑、通经活络。

【主治】适应范围广泛。上胸部穴位治疗心、肺、上肢疾病,下胸部穴位治疗胃肠疾病,腰部穴位治疗腰、腹、下肢疾病。

【灸法】艾条回旋灸 15 min,隔天一次。

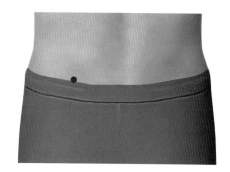

图 2-3-14　腰眼穴

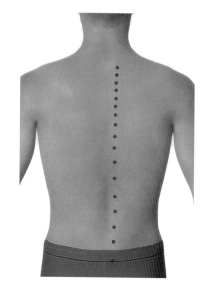

图 2-3-15　华佗夹脊穴

四、上肢部

1. 落枕穴(外劳宫穴)

【位置】手背第 2~3 掌骨间掌指关节后约 0.5 寸(图 2-3-16)。

【取穴】手背向上,轻握拳,在示指和中指掌骨之间,掌指关节后可触及一凹陷处,按压有明显酸胀感,即为落枕穴。

【功能】舒筋活络、和中理气。

【主治】手背红肿,手指麻木,五指不能屈伸,落枕及颈椎综合征,腹泻,便溏,消化不良,小儿急、慢惊风,脐风,小儿消化不良等。

【灸法】艾炷灸 1~3 壮,艾条灸 3~5 min。

2. 八邪穴

【位置】位于手背处,第 1 至第 5 指尖指缝端后方,赤白肉际处,一手 4 穴,左右共 8 穴。

【取穴】仰卧位或坐位,抬臂,在掌指关节前方,指缝后方,赤白肉际处就是八邪穴,一手四穴左右共八穴(图 2-3-17)。

【功能】清热解毒,通络止痛。

【**主治**】手背肿痛，手指麻木，手指关节疾患；头项五官病症，头痛、项痛、咽痛、目痛，牙痛等；还可用于烦热、疟疾、毒蛇咬伤等。

【**灸法**】艾炷灸 3～5 壮；或艾条灸 5～10 min。

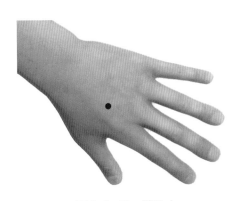

图 2-3-16　落枕穴

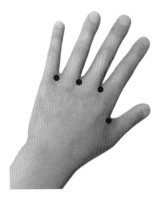

图 2-3-17　八邪穴

3. 腰痛点

【**位置**】在手背，第 2、3 掌骨间及第 4、5 掌骨间，腕背侧远端横纹与掌指关节中点处。

【**取穴**】仰卧位或坐位，抬臂，在第 2、3 掌骨间，当掌骨的中点处，以及在第 4、5 掌骨间，当掌骨的中点处，即为腰痛点穴（图 2-3-18）。

【**功能**】化瘀止痛、舒筋通络、化痰息风。

【**主治**】急性腰扭伤、腰肌劳损、手背红肿疼痛、腕关节炎、小儿急惊风。

【**灸法**】艾炷灸 3～5 壮，艾条灸 5～10 min。

4. 大骨空、小骨空

【**位置**】大骨空，在手指，拇指背侧，指间关节的中点处；小骨空，在手小指背面，近侧指间关节的中点处。

【**取穴**】大骨空，在手大拇指第二节尖上；小骨空，在手小指第二节尖上（图 2-3-19、图 2-3-20）。

【**功能**】泄热、明目、退翳。

【**主治**】目痛、目翳、内障。

【**灸法**】艾炷灸 1～5 壮；艾条灸 5～10 min。

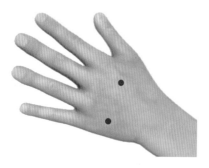

图2-3-18　腰痛点

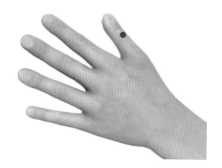

图2-3-19　大骨空

5. 中魁穴

【位置】在中指背侧,近侧指间关节的中点处(图2-2-21)。

【取穴】伸出手掌,找到中指,从中指的近侧指间关节处仔细触摸寻找中点位置,此处即为中魁穴。

【功能】降逆止呃。

【主治】呕吐、噎膈、鼻衄、牙痛、白癜风等。

【灸法】艾炷灸 3~7 壮。

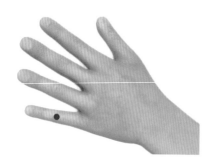

图2-3-20　小骨空

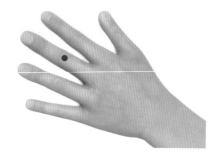

图2-3-21　中魁穴

五、下肢部

1. 阑尾穴

【位置】位于小腿外侧,髌韧带外侧凹陷下 5 寸,胫骨前嵴外 1 横指。

【取穴】正坐,屈膝 90°,同侧手五指并拢,大指放在胫骨前嵴外侧,

小指指尖所在的位置即是阑尾穴
(图2-3-22)。

【功能】调理肠腑,通下积滞。

【主治】急、慢性阑尾炎,胃脘疼
痛,消化不良,下肢痿痹。

【灸法】温和灸5~10 min。

2.胆囊穴

【位置】在小腿外侧,腓骨小头直下
2寸。

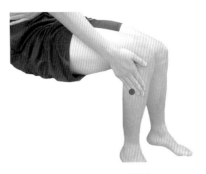

图2-3-22　阑尾穴

【取穴】正坐位或侧卧位,于腓骨小
头前下方凹陷处(阳陵泉)直下2寸左右之压痛最明显处即为胆囊穴
(图2-3-23)。

【功能】泄热利胆、缓急止痛。

【主治】急、慢性胆囊炎,胆石症,胆道蛔虫症,胆绞痛,胁痛,下肢痿痹。

【灸法】艾条温和灸10~15 min。

3.膝眼

【位置】在髌韧带两侧凹陷处,内侧称内膝眼,外侧称外膝眼。

【取穴】坐位或仰卧位,在膝盖下方先找到髌韧带,髌韧带两侧有两个
凹陷,内侧凹陷为内膝眼,外侧凹陷为外膝眼,两条腿一共四个穴位
(图2-3-24)。

【功能】活血通络、疏利关节。

【主治】膝髌疼痛、腿脚重痛、鹤膝风、脚气、下肢麻痹。

【灸法】艾条灸10~15 min。

4.鹤顶穴

【位置】在膝前区,髌底中点的上方凹陷中。

【取穴】坐位或仰卧位,在膝盖髌骨上缘,也就是髌底的中点处可触及一
个凹陷,凹陷当中即为鹤顶穴(图2-3-25)。

【功能】清热化湿、通利关节。

【主治】膝痛、足胫无力、下肢瘫痪。

【灸法】艾炷灸3~7壮,或艾条灸5~10 min。

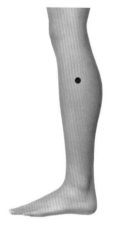
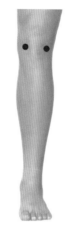
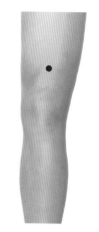

图 2-3-23　胆囊穴　　　　图 2-3-24　膝眼　　　　图 2-3-25　鹤顶穴

5. 八风穴

【位置】在足五指岐骨间,两足共 8 穴。

【取穴】正坐位或仰卧位。足 5 趾各趾间缝纹头尽处,即为八风穴(图 2-3-26)。

【功能】疏风散热、消肿止痛。

【主治】足跗肿痛、脚弱无力、头痛、牙痛。

【灸法】艾条悬灸 5 ~ 10 min。

6. 独阴穴

【位置】在足底,第 2 趾的跖侧远侧趾间关节的中点(图 2-3-27)。

【取穴】患者仰卧位取穴,在第 2 趾掌面远端,趾关节横纹中点处即是独阴穴。

【功能】宽胸理气、调经下胞。

【主治】卒心痛、胸胁痛、月经不调、胞衣不下、死胎。

【灸法】艾炷灸 3 ~ 5 壮,艾条灸 5 ~ 10 min;孕妇禁用。

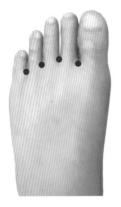

图 2-3-26 八风

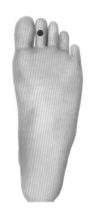

图 2-3-27 独阴

第四节 艾灸特效穴

一、灸命门:提高身体免疫力

命门是人体督脉上的要穴,也是人体长寿穴位之一,位于后背两肾之间、第 2 腰椎棘突下凹陷处,与肚脐相平。本穴因位处腰背的正中部位,内连脊骨,在人体重力场中为位置低下之处,脊骨内的高温高压阴性水液由本穴外输体表督脉。本穴外输的阴性水液有维系督脉气血流行不息的作用,为人体的生命之本,故名命门。灸此穴有培元固本、强健腰膝的作用。

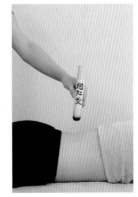

图 2-4-1 灸命门

1. 定位取穴 位于腰部后正中线上,第 2 腰椎棘突下凹陷处。取穴时采用俯卧的姿势,指压时,有强烈的压痛感(图 2-4-1)。

2. 施灸方法 宜采用回旋灸。施灸时,被施灸者俯卧,施灸者手执艾条以点燃的一端对准施灸部位,距离皮肤 1.5~3 cm,平行往复回旋施灸。

3. 施灸时间 每日灸 1 次,每次 3~15 min,灸至皮肤产生红晕为止。

二、灸合谷:镇静安神,调气镇痛

合谷属于大肠经,是一个很重要、疗效又好的穴位。为什么叫合谷呢?就是因为它的位置在拇指和示指间的虎口处,拇指、示指像两座山,虎口似一山谷,合谷在其中,因而得名。灸此穴有清泄阳明、祛风解毒、疏经通络、镇痛开窍之功能。

1. 定位取穴　位于手背,第 1、2 掌骨间,第 2 掌骨桡侧的中点处。介绍一种简易找穴法:将拇指和示指张成 45°角时,两侧掌骨延长线的交点即是此穴(图2-4-2)。

2. 施灸方法　宜采用温和灸。施灸时,手执艾条以点燃的一端对准施灸部位,距离皮肤 1.5 ~ 3 cm,以感到施灸处温热、舒适为度。施灸时间:每日灸 1 次,每次 3 ~ 15 min,灸至皮肤产生红晕为止。

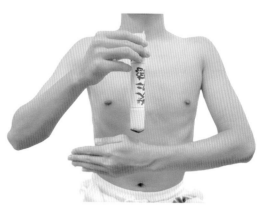

图2-4-2　灸合谷

三、灸涌泉:引火下行好养生

涌泉位于人体足底部,为全身腧穴的最下部,乃是肾经的首穴。我国现存最早的医学著作《黄帝内经》中:"肾出于涌泉,涌泉者足心也。"意思是:肾经之气犹如源泉之水,来源于足下,涌出灌溉周身各处。所以,涌泉在人体养生、防病、治病、保健等各个方面显示出重要作用。经常灸此穴,可以导引肾经虚火及上焦浊气下行,并有疏肝明目、清喉定心之功能。

1. 定位取穴　位于足底前部凹陷处,第 2、3 脚趾缝纹头端与足跟连线的前1/3 处。取穴时,可采用正坐或仰卧、跷足的姿势。

2. 施灸方法　宜采用温和灸。施灸时,手执艾条以点燃的一端对准施灸部位,距离皮肤 1.5 ~ 3 cm。

3. 施灸时间　每日灸 1 次,每次 3 ~ 15 min 灸至皮肤产生红晕为止。最好在每晚临睡前施灸。

四、灸关元：治疗虚损，强壮身体

关元出自《灵枢·寒热病》。《类经图翼》说："此穴当人身上下四旁之中，故又名大中极，乃男子藏精，女子蓄血之处。"《扁鹊心书》说："每夏秋之交，即灼关元千壮，久久不畏寒暑。人至三十，可三年一灸脐下三百壮；五十，可二年一灸脐下三百壮；六十，可一年一灸脐下三百壮，令人长生不老。"关元具有培元固本、补益下焦之功能，凡元气亏损均可使用。

1. 定位取穴　前正中线上，当脐中下 3 寸。仰卧取穴。

2. 施灸方法　宜采用回旋灸。施灸时，被施灸者仰卧，施灸者手执艾条以点燃的一端对准施灸部位，距离皮肤 1.5～3 cm，左右方向平行往复或反复旋转施灸。

3. 施灸时间　每日灸 1 次，每次 3～15 min，灸至皮肤产生红晕为止。最好在每晚临睡前施灸。

五、灸足三里：滋补身体壮身心

足三里是胃经的合穴，为五输穴之一，是全身最重要的强壮穴。灸此穴有调节机体免疫力、增强抗病能力、调理脾胃、补中益气、通经活络、疏风化湿、扶正祛邪的作用。

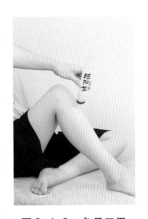

1. 定位取穴　小腿前外侧，犊鼻下 3 寸，距胫骨前缘 1 横指（中指）。

2. 施灸方法　手执艾条以点燃的一端对准施灸部位，距离皮肤 1.5～3 cm，以感到施灸处温热、舒适为度（图 2-4-3）。

3. 施灸时间　隔日灸 1 次，每次 10～20 min，灸至皮肤产生红晕为止。最好在每晚临睡前施灸。

图 2-4-3　灸足三里

六、灸大椎：疏风散寒消疲劳

大椎又名百劳，是督脉、手三阳经、足三阳经、阳维脉之会，有"诸阳之会"和"阳脉之海"之称。此穴有解表、疏风散寒、温阳、通阳、清心、宁神、强壮全身的作用。灸大椎，既能防治感冒、气管炎、肺炎等呼吸道感染，还可用于肺气肿、哮喘的防治。

1. 定位取穴　位于后正中线上,第7颈椎棘突下凹陷中。取穴时正坐低头,可见颈背部交界处椎骨有一突起处,并能随颈部左右摆动而转动即是第7颈椎,其下为大椎。

2. 施灸方法　宜采用温和灸。施灸时,被施灸者俯卧,施灸者手执艾条以点燃的一端对准施灸部位,距离皮肤1.5~3 cm,以感到施灸处温热、舒适为度。

3. 施灸时间　隔日灸1次,每次10 min左右,灸至皮肤产生红晕为止。

七、灸太冲:人体健康的总开关

太冲为肝经的原穴。太冲主要对神经系统疾病有一定的预防作用,经常灸这个穴位,可以解毒养肝、行气解郁,对防治高血压、头痛头晕、失眠多梦也很有好处。

1. 定位取穴　位于足背侧,第1、2跖骨连接部前方凹陷中。以手指沿踇趾、次趾夹缝向上移压,压至能感觉到动脉搏动处,即太冲。

2. 施灸方法　取坐位,手执艾条以点燃的一端对准施灸部位,以感到施灸处温热、舒适为度(图2-4-4)。

3. 施灸时间　每日灸1次,每次20 min左右,灸至皮肤产生红晕为止。

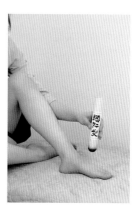

图2-4-4　灸太冲

八、灸三阴交:调理脏腑,活经血

三阴交属脾经,是足三阴经的交会穴,具有健脾和胃、调补肝肾、调理经血的作用。经常灸此穴可调理肝、脾、肾三阴经之穴气,使先天之精旺盛,后天之精充足,从而达到健康长寿的目的。

1. 定位取穴　位于小腿内侧,当足内踝尖上3寸,胫骨内侧缘后方。取穴时正坐屈膝成直角,将手四指并拢,小指下边缘紧靠内踝尖上,示指上缘所在水平线在胫骨后缘的交点,为取穴部位(图2-4-5)。

2. 施灸方法　采用温和灸。手执艾条以点燃的一端对准施灸部位,以感到施灸处温热、舒适为度。

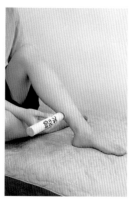

图2-4-5　灸三阴交

3. 施灸时间 每日或隔日灸 1 次,每次 20 min 左右。

九、灸神阙:调气血,和阴阳

神阙即肚脐,又名脐中,是人体任脉上的要穴,也是关乎人体寿命的大穴。神阙为任脉上的阳穴,命门为督脉上的阳穴,二穴前后相连,阴阳和合,是人体生命能源的所在地。对此穴施灸有温补元阳、健运脾胃、复苏固脱之效,可益气延年。

1. 定位取穴 位于腹中部,脐中央。

2. 施灸方法 取 0.2 ~ 0.4 cm 厚的鲜姜一块,用针穿刺数孔,盖于脐上,然后置小艾炷或中艾炷于姜片上点燃施灸;或手执艾条以点燃的一端对准施灸部位距离皮肤 1.5 ~ 3 cm,以感到施灸处温热、舒适,灸处稍有红晕为度。

3. 施灸时间 每次 3 ~ 5 壮,隔日 1 次,每月灸 10 次,最好每晚 9 点施灸。

十、灸气海:调理冲任,益气补肾

气海属任脉经穴,为保健要穴。自古就有"气海一穴暖全身"之说,灸之具有培补元气、益肾固精、调理冲任及强壮全身的作用。

1. 定位取穴 位于下腹部,前正中线上,当脐中下 1.5 寸。取穴时,可采用仰卧的姿势,直线连接肚脐与耻骨上方,将其分为 10 等份,从肚脐往下 3/10 的位置,即为此穴。

2. 施灸方法 宜采用温和灸。施灸时,被施灸者仰卧,施灸者手执艾条以点燃的一端对准施灸部位,距离皮肤 1.5 ~ 3 cm,以感到施灸处温热、舒适为度(图 2-4-6)。

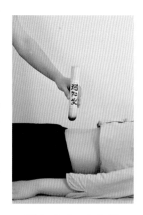

图 2-4-6 灸气海

3. 施灸时间 隔日灸 1 次,每次 10 min 左右,灸至皮肤产生红晕为止。7 次为 1 个疗程。

十一、灸阳陵泉:调血通络,行气解郁

阳陵泉,前人依其所在部位而命名(胆属阳经,膝外侧属阳,腓骨头似陵,陵前下方凹陷处经气像流水入合深似泉,故名"阳陵泉"),又名筋会、阳陵、阳之陵泉,是胆经的合穴,为筋之会穴。灸阳陵泉具有降浊除湿、通筋活络、舒肝利胆、强健腰膝之效。

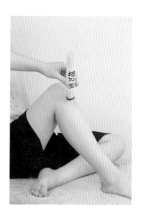

图2-4-7　灸阳陵泉

1.定位取穴　位于小腿外侧,当腓骨头前下方凹陷处。取穴时,正坐屈膝成直角。膝关节外下方,腓骨头前缘与下缘交叉处的凹陷即为取穴部位(图2-4-7)。

2.施灸方法　取坐位,手执艾条以点燃的一端对准施灸部位,距离皮肤 1.5 ~ 3 cm,以感到施灸处温热、舒适为度。

3.施灸时间　隔日灸 1 次,每次 10 min 左右。

参考文献

［1］梁繁荣,王华.针灸学［M］.北京:高等教育出版社,2021.

［2］张杰,徐国成.中医学［M］.北京:高等教育出版社,2018.

［3］郭长青,陶晓雁,杨淑娟.图解艾灸疗法［M］.北京:中国医药科技出版社,2012.

［4］赵燕平,陆健.中医经络理论研究进展［M］.北京:中国中医药出版社,2021

［5］沈雪勇,刘存志.经络腧穴学(新世纪第五版)［M］.北京:中国中医药出版社,2021.

［6］邵水金.人体解剖学［M］.北京:中国中医药出版社,2021.

［7］THOMAS W MYERS.解剖列车:徒手与动作治疗的肌筋膜经线［M］.关玲,周维金,瓮长水,译.北京:军事医学科学出版社,2015.

［8］张奇文.中国灸法［M］.北京:中国中医药出版社,2016.

［9］林红,杨殿兴.中国民间灸法绝技［M］.成都:四川科学技术出版社,2007.

［10］吴尚医.艾灸速效自疗［M］.武汉:武汉出版社,2011.

［11］刘乃刚.经络穴位标准图册［M］.南京:江苏凤凰科学技术出版社,2021.

［12］李菇.图解艾灸小常识［M］.成都:四川科学技术出版社,2023.